こころの病理学

京大人気講義シリーズ

新宮 一成・片田 珠美
芝 伸太郎・西口 芳伯 著

丸善出版

はじめに

われわれの社会を成り立たせているのは、自分で自分の行為と思考に責任を負うことのできる個人という単位です。社会の中では、この主体的な力を、互いが互いに対して期待しています。しかし、社会の中には、そのように自らを律することが難しかったりできなかったりする人もまた、参加しています。皆が経験したことのあるその状態の例は「子ども」（未成年者）ですが、精神障害という病気のために一時的に、あるいは長期にわたってそれができにくくなる人々もあります。そうした人々は、自律の力を制限されたり失ったりしても、社会の成員でなくなったわけではありません。社会を成り立たせている前提を共有してはいないように見えても、しかし社会の成員でなくなったわけではないことが明らかであるような個人、そうした存在によって、社会は翻って、社会を成り立たせている責任能力や自律の力の根拠が一体何なのか、この前提それ自体が果たして正しいのかどうか、ということを改めて問われることになります。あとでもう一度立ち戻りますが、このような問いは、歴史が始まって以来問われ続けていたと言ってよいでしょう。

こうして、精神病、あるいは広く精神障害の存在は、われわれ自身が自らの社会を反省し、とらえ直すうえで、けっして考察から外すことのできないものとして古くから認識されてきました。言い換えれば、この問題にどのような解決を与えるのかということが、その時々の社会の歴史的特徴を形づくり、社会を動かしてきたと言っても過言ではないのです。

古代には、精神障害を、多かれ少なかれ、神、悪魔、仏など、超自然的存在との関係で理解していました。その同時代に、それを身体の病と連続した「病気」としてとらえることがなされていなかったわけではありませんが、そうしたからといって、まだはかばかしい治療法を提供することはすぐにはできなかったのです。逆に、超自然的存在との関係で精神障害をとらえ、そこに神や悪魔の影響を見たときにも、人々は、何とかしてその事態に対処しようとし、そのための方法を組織してきました。いずれの立場をとるにせよ、精神障害には、多くの人が納得できるような共通の理解と対応が必要とされてきたのです。

このように、われわれの社会の中には、歴史的にいつでも、精神障害を正しく認識し、その存在をけっして意識から排除することなく、その存在を社会の成立そのものにとって不可避なものとしてとらえ、それに対して向き合い、受け止め、応答するための方策を練っていこうとする努力があったのです。超自然的存在との関係で精神障害をとらえた古代の人々も、必ずしもそれでことが済んだと思っていたわけではなく、ではそこからどうするのかということを常に考えたのです。

それを考え続けるための、社会の中の機関、あるいは専門職のような場は、その時々の社会の性格に応じて、異なった形で整えられてきました。宗教と医学、この両者はこの責任を担うべく、競争したり協力したりしてきました。精神障害が宗教の分野から次第に医学の分野で多く扱われるようになったことは大きな流れとして見て取ることができますが、その流れは科学的な研究が進んできたことによるものだという単線的な見方をするだけでは十分ではありません。世の中の人々が、常に現れては消え、消えては現れるこの精神障害という問題に、何とか対処しようとし、理解のための原理や論理、受容のための方法や制度を打ち立てようとしていたということを知っておくことが重要です。近代的な「精神医学」という言葉が西洋で作られたのはかなり遅く、一九世紀の初めでしたが、もちろんそれ以前にも、長い間、そうした努力が続けられてきました。その努力の中には、人々が「人間」というものをどうとらえていたかということ、つまり、人間は自律できるのか、神に依存しているのか、自然に翻弄されているのか、そうした連綿とした問いかけの歴史が刻まれているのを読み取ることができます。われわれがいま足場にして生活している、人間や精神といった諸概念の生成の歴史を、そこからうかがい知ることができます。

この本のはじめに、精神障害と精神医学の歴史にざっと目を通しておこうとするのは、そうした事情からです。次に、近代精神医学の基本的な思想は、症状をどうとらえるかということに反映していますから、精神障害の諸症状の大局的なとらえ方について概観しておきます。さらに、人間が社会との関係で保っている責任能力ということに関係の深い、精神病と神経症の区別という観点について触れます。そのあと、個々の精神障害の具体像に立ち入って、精神障害と社会との関わりについて、詳しく学んでいきます。

二〇一〇年三月

新宮一成

目次

第1章 精神障害と精神医学の歴史

精神医学の歴史を考えるにあたり、心身の関係という思考の軸は、昔から大きな役割を演じてきましたから、この軸に沿って、歴史をたどってみることにします。すでにわれわれの生活において馴染みになっている、こころと身体の関係という問題意識を通して、古代からの精神障害観を振り返っていきましょう。

てんかんという脳の病気がありますが、この病気は、意識障害とけいれんが主な症状です。意識障害にもけいれんにも、さまざまな形態があって、それに応じててんかんはいくつかの病型に分けられ、そのうちのあるものは、特定の脳波の形や、脳波異常が現れる部位と、明らかな対応関係があることが知られています。典型的には、意識を失い、けいれんが起きて、深い眠りがやってきて、やがて意識が回復します。また、てんかんは、精神病と同じ症状を合併する場合もあります。

意識が比較的短時間のあいだ失われますから、この現象は、人々に強い印象を与え、特別な解釈を生み出させました。古代ギリシャでは、この病気を「神聖病」と呼ぶ習慣があったと言われています。

すなわち、意識は、この世から失われている短時間のあいだ、神に召喚されていたというのです。それで「神聖」と言ったのです。

ところで、てんかんの意識障害やけいれんは、脳卒中や頭部外傷の後で、しばしば起こります。脳が損傷を受けて、脳の電気活動に異状が生じ、それがてんかんの症状を起こすのです。そのような事例をたびたび経験すると、たとえ脳の電気活動のことが知られていない古代であっても、病気を診ている医者のあいだでは、てんかんは脳の病気であるという認識が共有されていったことが理解できるでしょう。すなわち、一方では、てんかんは「神聖病」ではなくて身体の病気であるということが、「神聖病」の概念と同時代、つまり古代ギリシャにおいて主張され、医学書に書き残されているのです。

古代ギリシャからキリスト教の中世に入ると、聖書が絶対的な権威を持ちます。聖書には、てんかんの発作を起こした子どもをイエスキリストが癒す場面があって、その際には、悪魔が憑いたとして解釈されています。この場面は奇跡の記述として有名で、ラファエロにその場面を描いた見事な画があります。

てんかんは、脳波が発見される二〇世紀の前半までは、一律に脳の病気として位置づけられてはおらず、さまざまな説が立てられていました。さすがに神聖病とか悪魔憑きという考えはすでに消えていましたが、ストレスとてんかんとの間の関係を重視する説もありました。現在では、脳の病気という認識の許に、てんかんの多くの病型が、薬物によって効果的に治療ができます。しかしもう一方では、てんかんにおいて現れて来る幻覚や妄想といった精神病的な現象は、いまでも人間の脳と心の関係における、解明しきれない複雑さを垣間見せています。てんかんという概念にはこのように、二千年を越える長きにわたる、心身の関連に関する認識の振れが歴史的に刻み込まれています。

古代から現代に至るまでの精神医学の変遷を一目で見渡せる例として、てんかんのほかにメランコリーがあります。メランコリーという言葉は、広く知られているように、憂うつな気分に関係があり、現代のうつ病の概念の中にも引き継がれてきています。

メランコリーという概念には、非常に長い歴史があります。古代ギリシャから広く使われていたこの概念は、「黒い胆汁」という意味を語源にもちます。古代ギリシャでは、医学の基本原理として「体液説」が敷かれていました。人間の身体機能が四つの体液によって調節されていると考え、血液、黄胆汁、黒胆汁、粘液を区別します。季節ごとに、それらの体液がバランスをとります。ですから、人間は季節と体液との照応関係によって、自然と調和した生活ができるのです。

また、体液は、ちょうど潮の満ち引きが明らかに月の動きと関係しているように、宇宙の運行の原理に対応します。四季は星座に対応しているのが夜空を見ればわかりますから、四季が宇宙に対応していると考えることは自然です。人間の体液もこうして、宇宙の運行と対応し、人間の生命は、この宇宙と体液とのあいだの照応関係によって維持されているととらえるのです。こうして体液を通して見た人間の身体は、いわば宇宙を映し出す一つの凝縮された像、あるいはミクロコスモス、つまり小宇宙なのです。

秋になると黒胆汁が増えるのですが、健康な場合はほかの体液との一定の範囲のバランスを乱すことはありません。メランコリーは、そうしたバランスの範囲を越えて黒胆汁が増加した状態です。身体もこころも、そして世界も、いわば黒い水に浸された状態になるのです。こうした観念は西洋では長い伝統を形成しており、映画などの娯楽的な筋書きの中にも取り入れられています。

また、月は、海を動かすくらいの力を持っているのですから、人間の体液を動かさないはずはないと考えられました。中秋の名月は、この伝統の中では、やや危険なものに映ることでしょう。月の光に照らされるということは、文字通りには、ムーン・ストラック、すなわち「気のふれた」ということになります。単に娯楽や俗語のレベルだけの話ではありません。英語では、ルーナシィという言葉は、精神障害を表す公式用語として、二〇世紀の初めまで用いられていました。ルーナシィは、「月」という意味のラテン語「ルナ」に由来します。

このように、体液説は人間の健康というものを、身体中の体液という物質的基盤を通じて宇宙と結びつけた、十分に説得力のある思考体系でした。ただし古代ギリシャの体液の種類は、現代の分類には対応しません。古代の体液説全体が、ある種のファンタジーのようなものに映るのはやむをえませんが、その時代においては、精神現象をも身体に関連づける仕方の一つであったと見なすことが可能でしょう。その体系の中で、メランコリーという概念も、長く重宝されました。

この概念の用いられ方の中で、後世に影響力があったと言われているのが、メランコリーと創造性の関係をめぐる言説です。すなわち、創造性を発揮する人は、メランコリーを通過する、という発想です。この考えは古代ギリシャに遡り、長く保持されていきました。この流れを踏まえていると思われる名画がデューラーの「メランコリア」で、いかにも黒胆汁に浸されたかのように顔色の悪い天使が、創造的活動に役立ちそうな道具類に囲まれながらも、鬱々としたままで坐している様が描かれています。

もちろん医学的にもこの概念は生き続けていました。古代ローマの記録などには、メランコリーの事例として、現代の重症のうつ病の場合とほとんど変わらない、罪業妄想などの特徴的な病的体験が描写されています。

ところが、現代のうつ病の裾野が非常に広がっていることからもわかるように、抑うつ状態の輪郭はシャープに定義づけることは昔からかなり難しく、時代が下がるにしたがい、先ほど述べた創造性に関する言説もあいまって、メランコリーという言葉は医学的には使いづらいものになってきました。

近代精神医学の興隆しはじめた一九世紀になると、医学的な抑うつ状態を表すためには、メランコリーとは別の言葉を使うべきであると考える医学者も現れるようになりました。そして、一九世紀末に、エーミール・クレペリンが精神疾患の分類を整理して、躁うつ病という名称を用いるようになると、長く親しまれてきたメランコリーという概念も、医学用語としては次第に廃れていくことになったのです。

てんかんやメランコリーに加えて、ヒステリーという言葉があります。これも現在では医学用語としてはメランコリー以上に廃れているのですが、すでに古代の人々によって編み出され、受け継がれ、近代においては大きな議論の的になったという歴史があります。それは、心身の相関関係を、人々がこの言葉によってとらえようとしたからです。

ヒステリーという言葉の語源は、ギリシャ語の「ヒュステラ」つまり子宮です。英語では子宮を表す言葉が「ユーテラス」と「ウーム」の二種類ありますが、前者にそのラテン語を介した反響が聞き取れます。古代ギリシャ以前にすでに、子宮が身体のあちこちを動き回ることによって、精神の異状を引き起こすという考え方が行われていました。

現代の知識からすればまことに空想的に見えますが、精神的なものを、何はともあれ身体の部位に焦点づけているという点で、こころと身体の関係について、これが何らかの理解を提供しているということは言えるでしょう。

この理解に基づいて、治療法も提供されました。それは教会における加持祈祷ですが、その際の祈祷文がまことに壮麗長大です。多くの人々に囲まれ、司祭にこの祈祷を唱えてもらうことで、患者に何らかの変化が生じたかもしれないということは想像に難くありません。

ヒステリーをめぐりこのような理解が何世紀ものあいだ保持されたことには、何らかの理由があるのでしょう。たとえば、子宮は、誰にとっても、もと居たところを代表する心像であるととらえることができますが、いわば故郷のようなものを固定しておきたいというその欲望が、この空想的な理論を生み出させていたのかもしれません。祈祷文の中には、子宮があるべきところに帰るようにと神の御名のもとに子宮に命じる句がありますが、これは、そうした帰郷の欲望を子宮という身体部位に仮託したものと考えることもできるでしょう。

近代に入っても、ヒステリーはしばらくのあいだ大きな精神医学的問題でした。フロイトがヒステリーの病因を性的な要素に関連づけたことは有名ですが、同時にフロイトは、ヒステリーの心的生成過程を研究して、そこから治療に入る道を見つけました。その際に、彼が見出したのはやはり、根源に帰るという観念が、病気の中で、行き場を失い彷徨っているということでした。

ヒステリーという言葉も、あまりにも日常化し、医学的意味とは別個に用いられるようになり、医学的には使いづらくなって、今ではフロイトの概念を引き継いだ精神分析の文脈以外では使われなくなりました。しかしかつてヒステリーと診断されたであろうような病態が、時代が変わって消えてしまったということではありません。いろいろな種類の神経症性の疾患の中に、とらえ方の角度と名称を変えて分類されていますし、治療の工夫もされています。ただ、「神経症」という言葉も、現在、医学用語として積極的には使われなくなる傾向があります。

ここまで、三つの精神医学用語がたどった紆余曲折を検討することで、こころと身体の関係の定式化が、歴史の中でさまざまに揺れ動いてきたということを見てきました。次に、この揺れ動きを非常に大づかみにとらえ、歴史の全体を概観してみましょう。

西洋古代では、超自然的な理解と身体医学的な理解とが平衡を取ろうとする傾向にありましたが、中世に入り、キリスト教が西洋の文化と政治体制を支配するようになると、精神障害に関する定式化も、その教義に合わせたものになりました。神が人間を作りましたから、神は人間精神と常に交流し、神が作った身体を人間が正しく用いるように見てくれています（日本語では、「精神」にも「神経」

にも「神」という字が入っているので、この考え方の源流はわれわれにも理解できるはずです）。

人間にはわからない神の側の事情で、もしこの交流が途絶えたらどうでしょうか。それは、人間が神の恩寵を失ったということです。自分の身体を正しく用いることができなくなり、思考も行動も神の意に沿わないものになります。人々はここに精神障害の根を見たのです。精神障害の原因論は、身体とこころの平衡というところから、こころを越えてさらに彼方にあるものの方へと大きく飛躍していった感があります。

そうすると、なすべきことは、神と人間とのあいだの交流を回復させること、すなわち人間を再び神に結びつけることです。宗教、たとえば英語の religion の語源は、「再び繋ぐこと」です。ですから、精神障害を治療することは、とりもなおさず、宗教の使命そのものであるわけです。ヒステリーの治療のための祈祷がどうしてあれほど壮麗長大にならなければならないかがわかります。

また、神の恩寵が外れた隙に、悪魔が、われわれの肉体を通じて、われわれの中に忍び込みます。そしてわれわれは、知らぬ間に、魂までも悪魔に占領される懼れがあります。そうなったときには、悪魔払いが必要です。そのための専門職をエクソシストと言います。また、悪魔が人間の肉体に乗り込むとき、その通路となった部位には感覚の脱失が起こるとされ、その部位に針を刺して確かめる役目の人も用意されていたと言われます。いわば治療者と検査技師が存在したことになります。

ところが、このような治療のための体系は、悪魔の存在が強調されるにしたがって、徐々に変化していきます。悪魔に対処するため、悪魔学の体系が作られ、悪魔に憑かれた人は悪魔に魂を売った人として否定的に読み替えられ、それらの人々を魔女と呼ぶことになっていきます。「魔女狩り」の歴史が始まります。

このような変化は、宗教の権威が安定していた時代から、動揺の時代に入ったときに起こっています。教会は宗教改革と科学的な知の発展とによってその土台を脅かされます。このとき教会は権威と財力を保全するためにあらゆる方途を講じますが、その公的な目的は悪魔の影響を徹底的に取り除いて世の中を良くするということでした。魔女狩りはその目的に叶っていて、さらには、それは処罰される当人の魂の救いにもなったとされました。なぜなら、魔女はもとはと言えば肉体を悪魔に占領されて悪しき存在となっただけであり、魂は本質的に神と通じ合っているはずですから、肉体という重荷からその人を解放することで、魂は神の御許に召されて浄福のうちに生きることになるのです。徹底的なこころの重視で、また肉体を無視した理論ですが、魔女狩りという制度は信念に基づいて行われましたから、実行者に犯罪の意識はなく、公的な記録が残されています。

現代のわれわれの日常生活に見えない根本基盤を提供しているニュートンやケプラーの生きた時代と同時代まで、魔女狩りは行われていました。科学と恐怖とがその時代には同居していました。ところが、一七八九年にフランス革命が起こり、近代社会の意識が確立されると、魔女狩りの記録は、急速に消滅します。体制を支える人間観と社会観に、抜本的な変化が起こったことがわかります。もはや、魔女狩りに当たって採用されていたような考え方は、正統性を持つことはなくなったのです。

ここからは、人間は神にいとまを出し、自らの理性をもって、自己自身を律し、自然を支配するようになります。人間精神を動かすのは人間自身になったのです。

この新しい時代の考え方からすれば、人間の身体も精神も、自然の一部です。そして、人間理性が、自然の全体を見渡すことができるという憧れに似た希望と確信が、世界の気分を形づくります。もちろん、それまで「狂気」などのさまざまな名称を与えられてきた精神障害もまた、自然の一部であり、それは理性の張りめぐらした網の目のどこかに必ずその位置を見出すものでなければなりません。

この理性による網の目とは、言語にほかなりません。自然のうえに、言語はくまなく行き渡ります。なぜなら、言語は基本的に二分法からできていますが、その二分法は、二の累乗の形で限りなく細分化することができ、どのように認識困難な、たとえば「狂気」のような対象が現れても、それを言語の箱の中に収めることができるからです。フランス革命の前夜に生物分類学を打ち立てたリンネの体系がよく知られた二名法であることは、この事情をよく物語っています。自然には自然の歴史があり、人間理性は、その歴史を言語を通じて一望の下に見渡す、神の目に代わる目を持っている。人間がそのような自分の力に気づいたのです。大航海時代にもたらされた新しい文物も、積極的に言語の傘の中に収められ、分類されていきました。偉大な博物学時代、と言えそうですが、われわれの生活にとって無関係と思えないのは、動物園や植物園の存在です。現在、それらをわれわれは憩いの場として経験しているかもしれませんが、実はそこは、生きとし生けるものをすべて分類し尽くし、包摂せずにはおかない誇り高い理性の働くべき場でもあったのです。

理性によって、自然の一部として精神障害を認識することは、精神障害を魔女狩りのような仕業から解放することになりました。そして、近代医学の中での精神医学が、ここから歩みを始めました。フランスのピネルによる精神病者の鎖からの解放という一七九三年の事蹟は、近代精神医学の出発の象徴として記憶されています。その弟子のエスキロールを初めとする多くの学者によって、客観的観察がとらえた症状を細密に検討することで正確な分類を打ち立てようとする生物学的な努力が積み重ねられるようになりました。こうして近代精神医学は、精神に生じている病的な状態を、原理的にはすべて網羅して、それらをいずれは身体的な個々の条件に結びつけることができるという理論として打ち立てられました。そして、人類学者でもあったブローカによる運動性失語症の発見など、精神症状のいくつかが実際に脳の損傷と結びつけられ、一九世紀の初めに「精神医学」という医学分野の呼称が作られ、この世紀の間に重要な成果を挙げていったのです。

しかしここにはある種の副作用のようなものがありました。それは、動物や植物を集めて分類することが、そのままそれらの生命をより良く理解することになるという発想で、動物や植物を一望の下に集めたのと同じように、精神障害を「集めて」みればどのようなことになるかを考えてみればわかります。精神障害は自然の一部ではあっても、それを担っているのは、一人ひとりの人間ですから、人間をそのように集めることはどのような心的社会的結果を招くかという問題が避けて通れなくなります。

その副作用というのは、大きすぎる施設の出現でした。千人単位の人々が、その中で治療を受けると同時に生活する精神病院がいくつも作られました。医師たちは、社会の圧力を受けて精神障害に陥った人々を護るための空間として、それらの病院を思い描いており、病院への保護収容は人道的な方策と信じられていました。ところがそれだけの規模の生活空間を、一般社会から離れて作ると、それはそれ自体で、一つの社会になります。そしてそこで生活することによって、人は別個の生活感覚に呑み込まれることになっていき、もとの生活空間に戻ることができにくくなっていきます。このような可能性を、ある時期の精神医学者は考えに入れませんでした。人々に起こる精神変化のすべてを生物学的な自然経過だとしてとらえ、それを記録することに専念し、ひょっとしたら人工的に変化を助長している面があるのではないかと考えてみる余裕を持つことができませんでした。精神疾患を博物学的な情熱で記録したことでは、フロイトのパリ留学中の師であったシャルコーによるヒステリーの写真などが有名です。

日本では、このような近代的な精神病院設立の動きは、導入の遅れと公費投入の乏しさによって、しばらく大きな流れにはなりませんでしたが、第二次世界大戦が終わって民主国家となると、逆に急速に促進され、欧米では精神病院の収容者数が急減していく時期に入っても、日本では精神科病床数はそのまま高止まりを続けました。しかし、現在のように医療費の抑制の時代に入ってからは、目に見えて精神科病床数は減ってきています。

欧米における博物学的な姿勢での精神科病院のあり方は、精神科の医師自身によって人道的な見地から疑問をもたれるようになりました。精神病院への入院には、医師だけの判断ではなく、公的な判断が必要でした。これは医師を利用した敵対的人物によって不当に精神病院に入院させられることがあるのではないかという世間の不安の表れでしたが、これはかえって、精神科の病気に罹った人が自発的に治療を求める姿勢を阻害することになっていました。精神病院の敷居を低くして自由を導入する必要が生じてきていました。

また精神分析が刺激になって患者さんのこころへの理解を深めようとする動向も高まりました。欧米では精神科の病床数は、こうした流れから減少していき、やがて一九五〇年代に、抗精神病薬と抗うつ薬が導入されると、精神医学の治療の軸足は、公的な管理を基本とした入院治療から、自主的な受療を基本とした通院治療へと、着実に移っていくことになりました。

現在では、この流れに社会福祉的な観点を加味した形で、精神科の医療が展開されています。薬物の導入は、こころと身体の関係の中に物質を持ち込むわけですから、心身関係の振り子は、当然身体の方に振れることになります。そのことの重要さを意識して、逆に、精神障害がそれぞれの患者さんにとっては自分のこころの問題であるということを忘れないように、治療姿勢の中でバランスを取ることが、現代の精神科の治療の中では大切なこととされています。個々の病気に即して、その実情を、これ以降の各章で学んでいくことになります。

精神医学史のための参照文献として、宗教的狂気観から科学的疾病観への歴史を人道的な流れとして詳しく描いたジルボーグ『医学的心理学史』（神谷美恵子訳、みすず書房）は基本書です。近代の理性中心主義を批判したフーコー『狂気の歴史』（田村俶訳、新潮社）はそこに一石を投じています。

またここでは日本の近代以前については触れることができませんでしたが、多彩な文献例を集めた小田晋『日本の狂気誌』（講談社学術文庫）等を参照して下さい。

【新宮一成】

第2章　さまざまな精神疾患の展望

　前章で見たように、精神障害に接してきた人々の目は、精神的な異状に身体的な条件がどのように関係しているのかということに向けられていました。そしてそのような問いかけが壁にぶつかったときには、超自然的な説明原理を作り出して、社会的に一貫した共生の論理を編み出そうと努力してきたのでした。

　そのような長年の探究が近代精神医学の誕生という形で新たな局面を迎えたとき、そこで採用された認識は、いわゆる「狂気」は実は自然の一部であり、そうであるかぎりそれを怖れたり遠ざけたりするのではなく、徹底的に身体的な病として解明することができるという仮説でした。

　そのような認識から出発すれば、当然、精神障害の分類は、身体に原因を定位できるような疾患を典型的なモデルとすることになります。近代精神医学が出発して間もなく、そのモデルとして選ばれたのは、第一に脳神経の変性疾患です。脳神経の変性疾患として最も知られているのは、現在ではアルツハイマー型の認知症でしょう。神経細胞が変性し脱落するので、脳のＣＴ写真には顕著な萎縮性変化が描出されます。

第1章で触れたように、近代精神医学の分類をめぐる華々しい努力を整理して現代に繋いだのはクレペリンという医学者ですが、彼はそれまでの説をまとめて、精神病の大きな種類の一つを、「早発性認知症」と名づけました（これはまもなくブロイラーという医師によって「統合失調症」と言い換えられました）。「早発性認知症」という名称の背後には、現在でいう統合失調症が、アルツハイマー型の認知症と同じように、脳の神経細胞の変性として解明されるであろうという仮定があったのです。普通ならば老年になってから発症する認知症が、若い時代に発症した場合が、統合失調症であるという意味です。

早発性認知症に関してはクレペリンのこの考えは必ずしも当てはまらないということが認められて、この病気は現在の統合失調症という名前に変更されたのですが、クレペリンの考え方それ自体は、近代精神医学の基本的発想図式を踏まえたものであり、この発想図式は今でも生きています。

WHOによるICD−10のF項目の見出し

F0	症状性を含む器質性精神障害
F1	精神作用物質使用による精神および行動の障害
F2	統合失調症、統合失調症型障害および妄想性障害
F3	気分（感情）障害
F4	神経症性障害、ストレス関連障害および身体表現性障害
F5	生理的障害および身体的要因に関連した行動症候群
F6	成人の人格および行動の障害
F7	精神遅滞
F8	心理的発達の障害
F9	小児期および青年期に通常発症する行動および情緒の障害

現在広く用いられている国際疾病分類第一〇版、つまりICD−10では、「F」が精神疾患に関係する「精神と行動の障害」に充てられ、その最初にくるのが「F0」の「症状性を含む器質性精神障

害」です。ここではアルツハイマー型の認知症が冒頭に置かれているのですが、このことは、こうした歴史的かつ方法論的な順序を反映しています。原因が脳の問題として定位された疾患が、精神疾患の理念型となっているのです。

精神障害は、脳の病変によることがはっきりしている場合に、「脳器質性」と形容されます。他の身体臓器の、もしくは全身性の疾患の「症状」として精神障害が現れている場合、それは「症状性」と形容されます。したがって「F0」は、脳であれその他の臓器であれ、いずれかの身体の器官に病変があり、それが精神症状の原因をなしていると考えられる群です。ちなみに、「器質性」というのは医学的な用語で「機能性」に対立し、その英語organicは、organの、つまり「器官の」という意味です。

なお、第1章で触れた、現代では脳の電気生理学的病態に関連づけられている「てんかん」は、ICD-10では、「G」の「神経系の疾患」の中の「G4」に位置づけられています。

次の「F1」は、「精神作用物質使用による精神および行動の障害」です。ここでもまた、精神とは離れた「物質」というはっきりと身体的な原因が打ち出されています。近代精神医学の考え方の順序が明らかに出ています。この群において念頭に置かれている重要な物質は、言うまでもなくアルコールと覚醒剤です。これらの物質の摂取によって引き起こされる幻覚や妄想もまた、器質性疾患と並んで、精神疾患のモデルとされてきました。しかしこの障害は大きな社会的事象でもあります。本書の第7章で考察します。

この次の「F2　統合失調症、統合失調症型障害および妄想性障害」と「F3　気分（感情）障害」は、実際には精神科臨床にとって特徴的な疾患群であり、そこに研究の努力が傾注されてきた歴史的経緯もあるのですが、先の「F0」と「F1」をモデルにしても、なおも解明しきれていません。

ところで、ある疾患が解明されるということはどういうことなのでしょうか。症状が現れ、その原因が特定され、原因から症状発現までの機構をたどることができ、時間経過の中で症状の消長が知られ、治療への反応を予測できる、そうしたまとまりを「疾病単位」と呼びます。いわば疾患の「姿」です。第1章で述べた動物や植物に適用された、種を同定していく基本原理がここで完遂され、医師は病気をとらえることができたと感じます。

「F2」と「F3」では、この原理が、研究の中でまだ完遂されていないと言えます。基本的な原因は特定されていません。しかし、臨床の表現型をとらえた医師たちは、いくつかの症状がほぼ常にまとまって現れてくるならば、そのまとまりを、さしあたり「疾病単位」と仮定してもよいであろう、そして解明しきれていない原因の部分は、生物学的な研究で次第に明らかにされるであろう、と期待します。このような仮定を先に暗に置いて、その裏づけを統計でとっていく診断の仕方を「操作的診断」と呼びます。これは一九八〇年のアメリカの診断統計マニュアル第三版で明確に打ち出され、ICD－10にも採用されている手順です。

このように、統合失調症とその周辺の疾患、また、躁うつ病を含む気分障害に関しては、原因はまだ、病気それ自体のうちに内包されたままになっており、研究方法の方向性として、「F0」と「F1」

に例示された、器質性精神障害や物質の影響などがモデルとして考えられているわけです。このような事情から、統合失調症と躁うつ病は、しばらく前までは「内因性精神病」と呼ばれていました。原因は内部にあって、露出していません。それにもかかわらずこれらの精神病性疾患には特徴的な症状と経過とがあって、疾病単位としての認識をわれわれに迫っているのです。統合失調症と気分障害（躁うつ病を含む）の科学的な知見や臨床的な治療についての現状を、第4章から第6章、そして第8章から第10章で詳しく解説します。

脳の病変に基づくにせよ、物質によって惹起されるにせよ、幻覚や妄想を伴いがちな精神病性の疾患を、精神医学がどのように考えているか、その現状はおよそ説明してきましたが、それでは、われわれのこころの長年の悩みと結びついていたり、並外れた外傷的な体験によって引き起こされたりするこころの問題については、どうなのでしょうか。精神病とは違い、神経症という言葉がこの場合には当てはまるわけですが、神経症性の疾患は、今はどのようにとらえられているのでしょうか。自分自身の過去や、自分を取り巻く環境と、自分のこころが不適合であることによる苦悩を、医学的にはどう考えればよいのでしょうか。

ＩＣＤ－10では、そうした問いに対して、「Ｆ４　神経症性障害、ストレス関連障害および身体表現性障害」という分類項目を用意しています。心理的原因と関連しているととらえられる疾患の多くがここに含まれます。

第1章で触れたヒステリーは、「解離性（転換性）障害」という名で「Ｆ４」で扱われます。現在、意識には、自己自身の一部を切り離して暗くしたり独立させたりする病的な力があると考えられています。それが「解離」と言われる心理機制で、「時間が抜ける」という訴えのように意識の一部が回収できなくなる症状、自分の生活史を思い出せなくなる「解離性健忘」、意識の一部があたかも独立した人格のようにしばらくのあいだ振る舞う、一時期話題になった「多重人格」のような現象があり、さらには、この切り離された部分が身体的な、感覚の脱失、失声、けいれんなどの症状に「転換」されることがあります。

マスコミを通してよく知られるようになった、破局的な出来事に対する遅延／遷延した反応である「外傷後ストレス障害（ＰＴＳＤ）」も「Ｆ４」に含まれます。フラッシュバック、過覚醒、想起の回避などの症状があり、一般の神経症が心理的な原因を中心に考えられているのに比べると、神経系に加わった生理的な変化がより強く仮定されています。また、生活上のストレスに順応すべきところでそれができなくなる「適応障害」も「Ｆ４」に含まれます。

「Ｆ４」にはこれらのほかにも、昔からよく知られている各種の神経症が包摂されています。いずれも、神経症全般の特徴として、多かれ少なかれ不安という要素が表に出てきます。たとえば「強迫神経症」では、自分でも不合理であるとわかっている行為や観念を、行ったり考えたりしないではいられなくなり、もしそうしなければ不安でいたたまれなくなります。洗浄強迫、確認強迫などがよく見られる症状です。「恐怖症」「社会恐怖」「パニック障害」「全般性不安障害」など、不安そのものを症状とする神経症もあります。

独特の神経症の形態として、身体へのこだわりが挙げられます。なにか致命的な病気に罹っているに違いないと思い込むことを「心気」という術語で形容します。「心気」と言われる状態は、重症のうつ病で「心気妄想」にまで発展する場合もありますが、神経症レベルでこの現象を主徴とする場合は「心気障害」と呼ばれます。

「離人症」という精神医学用語も独特で、これは自分の体験から、「人らしさ」とでもいうべき生き生きとした感じが失われ、知覚される外界はまるで「書き割り」のようによそよそしくなり、季節感が消え、自分の身体は不必要に大きかったり小さかったり、あるいはまるで無機物でできているように感じられ、さらに自分らしさがどういうものであったのかがわからなくなってとまどい、過去の写真を見ても友人が保証してくれても今までの自分と今の自分との連続性が感じられなくなる、などのもどかしい経験をしたかと思うと、あるとき突然逆説的に、景色がまるで迫ってくるような強い現実性を帯びて感じられる、といった神経症です。ＩＣＤ-10ではこれを「離人・現実感喪失症候群」としています。軽症の「離人症」は多くの人が思春期から青年期の間に一過性に経験しますが、うつ病や統合失調症の前駆症状となっている場合があって、鑑別診断が必要です。

生理的な身体機能が神経症の症状構成の中に巻き込まれている場合、従来は「神経症」の中に入れて考えていましたが、ＩＣＤ-10は、「Ｆ５　生理的障害および身体的要因に関連した行動症候群」として別個のカテゴリーを立て、新しい考え方を示しています。ここには、「摂食障害」（神経性無食欲症、神経性大食症）や、器質的な背景のない「睡眠障害」や「夢中遊行症」が含まれています。

精神病や神経症だけで説明できず、しかし精神障害として認識せざるをえないような人格の偏りといったものが「F6　成人の人格および行動の障害」に挙げられています。人格を精神医学的な障害として判断し分類することには、当然慎重さが要求されます。パーソナリティーの問題を病理の問題と見なしうるのかどうかという原理的な疑問が発生するからです。しかし、精神医学による対応が要請されるような人格の偏りがあることは認められていました。一九世紀から、精神病や神経症の背景をなす人格の病理を分類する試みはありました。

また、研究の流れとして、一つ特異な事情があります。精神分析の臨床が発展して行った時期、多くの患者さんを診るようになって、神経症の患者さんを治療していると、その間に、幻覚や妄想などの精神病の症状が出現してくることがしばしば経験されるようになりました。こうした例は、初めは「偽神経症」、やがては神経症でも精神病でもない「境界例」と呼ばれるようになりました。一方で精神分析の分野では、児童の精神分析治療の蓄積があり、「後年の精神病で見られるものと共通した防衛機制を、人は早期幼年期に通過する」というメラニー・クラインの理論が知られるようになっていました。「境界例」をこの理論に照らしてみると、こうした例は精神病と神経症のどちらでもなく、早期幼年期のいくつかの防衛機制が一つの型として組織化された、人格の独特の発達の病理であると認識されるようになりました。こうした概念でとらえた「境界例」ないし「境界型人格障害」とその周辺の臨床がアメリカを中心に進められ、日本にも導入されました。この「境界型人格障害」にあたるものを、ICD－10では「情緒不安定性人格障害」としてF6の中に登録しています。本書ではアメリカでこうした人格障害の研究が進んだという事情を踏まえ、ＩＣＤ－10ではなくアメリカの診断基準を用いて第11章でパーソナリティ障害について解説します。

「Ｆ7」から「Ｆ9」までは、何らかの意味で子どもの発達に関係しています。「Ｆ7　精神遅滞」では、重症度別に下位分類がなされ、「Ｆ8　心理的発達の障害」には、「広汎性発達障害」、その中でもことに昨今の臨床場面で再検討が盛んになっている「小児自閉症」や「アスペルガー症候群」が含まれています。「Ｆ9　小児期および青年期に通常発症する行動および情緒の障害」は、多動、反社会的行動パターン、選択性緘黙、チックなど、若年層の精神医学的問題を網羅した項目です。本書では、これらの障害は個々には扱いませんが、思春期に関係した身近な社会的問題を引き続く第3章において、また社会精神医学的な探求を第14・15章において紹介します。

ＩＣＤ－10におけるこれらの「Ｆ」項目は、先ほどの「操作的診断」の原理で作られており、歴史的な背景は考慮されているとはいえ、本質論を踏まえたものではありませんから、一人の患者さんが一回の病気で異なるいくつかの診断を受けることもむろん可能であって、それらの診断相互の間に因果関係があるのかどうかも差し当たって問題にしなくてもよいとされています。

同様にＩＣＤ－10に関して注意すべきもう一つの論点は、伝統的に精神医学において（ＩＣＤ－9まで）精神病と神経症の間に立てられていた本質論的な区別を、原理的に取り払ったとしていることです。これは「操作的診断」が提供する客観性や一般性を重んじた結果です。伝統的精神医学では、精神病においては本書の「はじめに」で述べた基本的な主体的能力が病気によって失われることがあるのに対し、神経症では原則としてそのようには考えられないとされてきました。精神医学的な疾病の鑑別診断と、社会的な責任能力の区別とがある程度は相関していました。ＩＣＤ－10のような新しい考え方では、こうした本質論的な相関関係がいったんは前提から外されますので、必要が起こったときには、個々の事例に合わせ、事実に基づいて判断をして行かなければなりません。精神障害の社会的意味づけに関わるこのような困難な作業について、本書の第13章から第15章において論じることになります。

近代精神医学が「精神にとって疾患とは何か」という問いを立てて取り組んできた歴史の中で、精神病の症候論を構成する「妄想」や「幻覚」とはどういうものなのかは、中心的な位置を占めてきました。ところがこれらの本質論的な問題に一律に答を出すことは容易ではありません。「操作的診断」が表に出てきた背景には、そうした困難をひとまず脇にどけて生物学的研究を推進しなければならないという時代の要請がありました。そういう困難を医師の診断に課してきた精神の病というものは、非常に多層的で多面的です。

「妄想」を定義することは容易ではないとしても、ここで哲学者でもあった医師ヤスパースによる、次のような「妄想の特徴」は参考になるでしょう。三つあって、一つは「内容のありえなさ」です。「私は天皇の落とし子である」という血統妄想の主張などを例に取れば、これはすぐにわかりますが、しかし問題は、「そんなことはありえない」という外側からの判断はあくまでも相対的だということです。第一に絶対的、原理的に、内容だけで「妄想」という判断を下すことにはためらいがあって当然です。第二は「客観的な事実に合わせせられないこと、あるいは訂正不能性」です。「明日ハルマゲドンが起こる。」と言った人が、翌日「神から電波で連絡が来た。あれは延期になった。」と言う場合のように、客観的な事実が共有されているように見えても、妄想は影響されません。第三は「並々ならぬ確信」という性質で、他人からはうかがい知れない超越的な確信が患者さんには備わっており、それを議論で揺るがすということは困難です。これらの三つの特徴の組み合わせで考えれば、妄想という思考の次元の独特さがある程度は推察できるでしょう。

「幻覚」は、古くから「対象なき知覚」と言われ、対象がありながらも誤った知覚である「錯覚」と区別するのが、心理学的な慣行になっています。「対象なき知覚」というこの形式的な言葉だけで「幻覚」のすべてが尽くせるわけではむろんありませんが、幻覚が「表象」や「想像力」の水準ではなくて「知覚」の水準にあるということは重要です。たとえば、統合失調症を患ったあと幸い復職した大企業の社員が、「デスクに座っているだけで社長から指示が聞こえてきて、それに応答できる仕組みがあるとわかった、さすがうちは有名企業だ。」と思って仕事に励んでいると、隣の新入社員から「先輩の独り言は面白いですね！」と言われ、はっと我に返り、病気の再発に気づいた、という場合でも、患者さん本人にとって、「幻覚」がいかに「知覚」と同じものとして経験されているかがわかるでしょう。

われわれの生活は、正しい知覚と、それに対して即座に行われる判断とから成り立っています。両者を併せて、「認知」という現在馴染まれている言葉を使っても良いでしょう。ところで、知覚が幻覚に置き換わり、判断が妄想に置き換わった状態を考えてみれば、そこには、いわば「新しい世界」が出現していることが、容易に想像されます。精神病の患者さんにとっては、部分的にというよりも、世界全体が新しく生じているのです。

このことは、伝統的な精神病理学において、脳に何か新しい事態——すなわち病的な過程——が発生したことの、精神的な表現と見なされてきました。生活している人格を、連続的な関数として思い描いてみるとすれば、脳に病的な過程が生じるということは、関数の定義が変わったり、関数に実は不連続な点が隠れていたということに相当します。

精神病が発病するということはそういう不連続性を患者さんが体験するということで、そのことは患者さんの言動を通して周囲の人々に伝わります。医師はそうした不連続が起こった時点を認識して、そこを発病時期と見なします。病気である以上は、そうした「疾病単位」の出現の「始まり」が存在しているはずです。伝統的に精神病と神経症の区別が診断上重んじられてきたと述べました。精神病では、患者さん自身にとって重大で、非常に異質な出来事が、そこに起こったということになるのです。

神経症、とくに、こころの辛さがあって、それが現在の病気の精神状態に続いてきていることが認識されているか、その認識の可能性が浮かび上がっているような場合は、精神病のこうした不連続的な世界変化と対比することができます。辛いことに変わりはありませんが、疾患の性質が異なると考えられてきたのです。

この区別は、必ずしも厳密に保てるわけではありませんし、こうした本質論的な区別をせずに診断するのがＩＣＤ－10をはじめとする現代の診断学の一つの方向であることはすでに述べました。とはいえ精神病と神経症を区別することそれ自体に決定的な意味があるというよりも、区別してみようとする努力の中で、精神病の体験様式と神経症の体験様式のそれぞれの特徴が浮かび上がり、患者さんのこころの理解がよりよくできるようになったということは、伝統的な（そして現在でも背景として生きている）精神病理学の有効性の一つであったと思います。

この章で扱ったＩＣＤ－10は、日本国内でも公式統計に用いられており、本として出版されています。ＷＨＯ『ＩＣＤ－10精神および行動の障害―臨床記述と診断ガイドライン―』（融道男他訳、医学書院）。また、ＩＣＤ－10以前の伝統的な精神病理学を代表する著作として、ヤスパース『精神病理学原論』（西丸四方訳、みすず書房）があります。

【新宮一成】

第3章 思春期のこころ

この章では、思春期に出現しやすい不登校、いじめ、ひきこもりの問題を取り上げます。

不登校

「不登校」とは、「病気や経済的な理由以外で年間三〇日以上長期欠席」した状態ですが、相変わらず多いのが現状です。文部科学省が毎年実施している学校基本調査によれば、二〇〇八年度に、「不登校」の全国の小学生は二万二六五二人、中学生は一〇万四一五三人、計一二万六八〇五人でした。

この数字からも明らかなように、不登校は中学生が圧倒的に多いのです。だいたい、中学生の三％近く、つまり、クラスに一人の割合で不登校の生徒がいるという計算になります。不登校が急増しやすいのも、中学一年です。小学校との違いに戸惑うためではないかと言われています（図1参照）。

また、不登校のきっかけを複数回答で学校側に尋ねた結果、「本人に関わる問題」が不登校者の

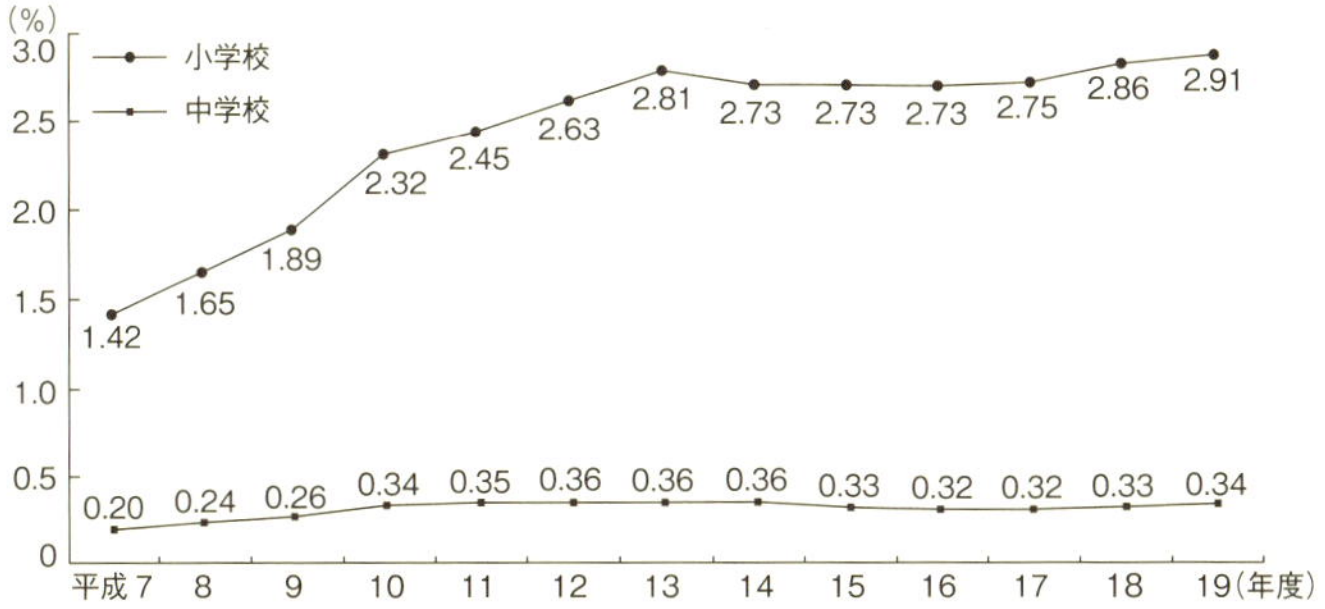

(注) 1 中学校には中等教育学校前期課程を含む。
2 不登校（平成 10 年度までは「学校ぎらい」）とは、何らかの心理的、情緒的、身体的、あるいは社会要因・背景により、児童生徒が登校しないあるいはしたくともできない状況にあること（ただし、病気や経済的な理由によるものを除く）をいう。
3 平成 19 年度は速報値である。

資料：文部科学省調べ ［出典：平成 20 年版青少年白書］

図 1 学校種別全児童生徒数に占める不登校児童生徒数の割合の推移

四一・二％と最多であり、「いじめ」は二・九％でした。この「本人に関わる問題」とは一体何なのでしょうか？ 友人関係をめぐる問題、教師との関係をめぐる問題、学業の不振、クラブ活動・部活動などへの不適応、学校の決まりをめぐる問題など、いろいろあるようですが、精神科医として不登校の子どもたちを数多く診察していると、「え、そんなことで？」と驚かずにはいられないようなきっかけも少なくありません。たとえば、「友達にシカトされた」「先生に叱られた」「成績が下がって、親に怒られた」「部活動でほかの部員とうまくいかない」「レギュラーになれなかった」「スカート丈のことで注意された」などです。

もちろん、本人にとってはとても深刻な問題なのでしょうし、単なる「シカト」だと思って見過ごしていたら、背後に陰湿な「いじめ」が潜んでいて、それを苦に自殺した中学生も実際にいますので、本人の訴えに真摯に耳を傾けるべきです。とくに、中学生は、身体が大きく変化し、性的な問題も抱えるようになる思春期という微妙な時期にあるだけに、注意深い対応が必要です。

不登校の増加、長期化、深刻化に頭を悩ませた文部省（当時）の「学校不適応対策調査研究協力者会議」が、「登校拒否問題への対応について」の中で、不登校への対応に関する基本的なあり方について検討した結果をとりまとめ、「不登校はどの児童生徒にも起こりうるものであるとの視点に立って問題をとらえることが必要」という考えを打ち出したのは、一九九二年です。これは、それまでの「彼らはごく少数の特別な存在＝病気である」という考え方から、「どの子にも起こりうること＝病気ではない」という考え方への転換を物語るものでした。それだけ、不登校は、ほとんどの児童生徒に起こりうる問題となり、だれが不登校に陥ってもおかしくはないとも言えるほどの広がりを示すようになったのです。

文部省がやっと現実を直視するようになったという点では、この転換は画期的だったと言えますが、だからといってその後不登校が減ったわけではなく、むしろ増え続けているのです。当然、不登校を、個人の病理の枠内だけでとらえることが困難になっており、現行の学校教育のあり方そのもの、さらには家族構造、社会システムまでも問題にしなければならなくなってきています。

このようにわが国の大きな社会問題の一つにまでなっている不登校ですが、その最も深刻な影響は、仲間関係からの脱落・孤立化でしょう。児童期から思春期にかけての仲間関係は、主として学校という場において形成され、それが人格発達に少なからぬ影響を及ぼすのですから、不登校によってその場から長期間離れると、社会性を育む機会を失ってしまいます。これが、何よりも重大な問題なのです。

いじめ

「いじめ」は日本的風土に根ざしたわが国特有の問題としてとらえられがちですが、「いじめ」が心理学の世界で最初に報告されたのは、すでに二〇年以上前のスウェーデンでのことです。その後もスウェーデン、ノルウェー、イギリスを中心とした北ヨーロッパで事例が集中的に報告されています。英語の「bullying」という言葉は、「いじめ」を表す専門用語として定着しており、スウェーデン、ノルウェー、イギリス、および日本で、とくに社会問題として注目されているのです。

ただ、「bullying」あるいは「いじめ」に類する現象がこの四ヵ国でとくに注目を集めているからといって、ほかの国々では同じような問題がないというわけではありません。ほかの多くの国々でも、他者への攻撃性が一定の対象に向けられるような現象は起こっているのですが、その社会に固有の状況を色濃く反映するため、はけ口を求める先とそれを可能にする要因が異なっているのです。たとえば、アメリカでは、他者への攻撃性は、人種差別と結びつきやすく、ドラッグや銃を手に入れやすいために、より過激な形の暴力になりやすいようです。男子生徒の女子生徒へのレイプなどもしばしば起こっており、深刻な問題になっています。

そこで、「いじめ」に類似した攻撃行動はほかの国々でも起こっており、それを表現する言葉もあることを認識したうえで、ほかの国々で「bullying」として報告されている現象と日本の「いじめ」の共通性と異質性を明らかにすることが必要になってきます。双方がはらんでいる問題を比較することによって、わが国における「いじめ」の特質をより明瞭に浮かび上がらせることができるでしょう。

ノルウェー・ベルゲン大学のオルヴェウス教授は、「bullying（いじめ）」を「一人の児童または生徒が、一人あるいは複数の児童、生徒による不愉快な行為に、繰り返し何度もさらされること」と定義しています。不愉快な行為とは、オルヴェウス教授によれば、意図的に苦痛を与えたり、与えようとしたりする、あるいは傷つけたり、いやな思いをさせたりすることとです。言葉によるいじめは、脅す、あざける、からかう、名前を呼ぶなどの方法で行われ、身体的ないじめは、たたく、押す、ける、つねる、しばりつけるなどの方法で行われます。言葉や暴力によるものではなくても、しかめっ面をしたり、意地悪な身ぶりをしたりする、あるいは、わざと仲間はずれにしたり、相手の願望をかなえないようにしたりするようなことも、いじめとしてとらえられるとオルヴェウス教授は述べています。

オルヴェウス教授が定義の中で「繰り返し何度も」という点を強調しているのは、たまたまある子どもが攻撃の対象にされるような場合を除外し、継続性が認められる場合にのみいじめと認定するためです。また、彼は、同じくらいの力の子ども同士が口げんかをしたり、とっくみあいのけんかをしたりするのはいじめではないことも強調しています。これは、いじめという言葉を用いるのは、力のアンバランス（非対称な力関係）が存在する場合のみに限定すべきであると、オルヴェウス教授が考えているためです。これは信頼性も高く、海外の調査研究では最も引用されることの多い定義ですが、わが国におけるいじめの実態にもかなり近いように思われます。

一方、わが国では、森田洋司大阪市立大学文学部教授らが、その著書『いじめ――教室の病い』の中で、いじめを、いじめられる側が苦痛を与えられたという被害感情を抱く行為の集合と、いじめる側が意識的であれ、集合的であれ、相手に苦痛を与える行為の和集合としてとらえ、「いじめとは、同一集団内の相互作用過程において優位に立つ一方が、意識的に、あるいは集合的に、他方に対して精神的・身体的苦痛を与えることである」と定義しています。

また、文部科学省では、「いじめ」を「①自分より弱いものに対して一方的に、②身体的・心理的な攻撃を継続的に加え、③相手が深刻な苦痛を感じているもの」と定義しています。いずれの定義においても、「力のアンバランス」が存在することと、「いじめ」を受ける側が「精神的・身体的苦痛」を感じているということが、定義の構成要素として重要であることがわかります。

そこで、これらの定義にもとづいていじめの実態調査を行うことが必要になってくるわけですが、森田らのグループは、オルヴェウス教授の定義を用いて調査票を作成し、全国の国公立の小学五年から中学三年の児童生徒（六九〇六人）、その保護者（六七九八人）、その学級に関与している教師（一二一一人）に対して、大規模なアンケート調査を行っています（『日本のいじめ――予防・対応に生かすデータ集』）。この調査結果から、わが国におけるいじめの実態、特徴をかなり明確にとらえることができます。

まず、被害経験のある子どもの割合は全体の一三・九％、加害経験のある子どもの割合は一七・〇％でした。この中には、いじめられていた子どもが仕返しをしたり、自分より弱い別の者をいじめたりするなど、いじめられたこともあり、いじめたこともあるという被害加害群が含まれています。また、加害経験のある者の比率が被害経験のある者に比べて高いのですが、これは、わが国のいじめ問題調査で一般に認められる重要な特徴です。一人でいじめるケースは比較的少なく、複数の子どもによる集団いじめの形態をとることが多いためであると考えられます。森田らの調査でも、単独のいじめは約二割にすぎず、集団のいじめは何人かわからないものを含めて約八割を占めていました。

いじめの手口としては、悪口、からかい、無視、仲間はずれなどが多く、暴力的ないじめ（たたく、ける、おどす）や略奪的ないじめ（金品をとる、こわす）はむしろ少数でした。また、このタイプのいじめが中学生になると増加するというような傾向は認められていません。

このように、悪口、からかい、無視、仲間はずれ、悪いうわさを流すなどの精神的な打撃を与えるいじめが、いじめの多くの部分を占めているがゆえに、いじめの認定が困難になる場合が少なくありません。このようないじめの場合、いじめの痕跡が残らないため、いじめを受けた児童生徒がどれほどの精神的ダメージをこうむっているのかを外見からとらえることが難しいからです。また、教師が、悪口、からかい、無視、仲間はずれなどによって精神的な打撃を与えている事実を認定しても、これらが本当にいじめなのか、悪ふざけなのか判断に迷い、介入をためらうことが少なくないため、教師の対応が遅れるおそれもあるでしょう。

いじめが発生する場所としては、教室が圧倒的に多く四分の三を占めており、次いで廊下・階段、クラブ活動の場所、校庭となっています。学校外でいじめられた者の四分の三は、学校内でもいじめられたと回答していますので、学校外でのいじめの多くは、学校内のいじめの延長として発生していると考えられます。また、だれにいじめられたかについては、いじめた子が「同じ学年で同じクラスの子」であるケースが八割に達しており、いじめた子の大部分が同級生で、異なる学年間のいじめは非常に少ないということが明らかになっています。

いじめられた後どのような気持ちになったのかについては、被害者の約半数が「いじめた人に腹が立ち、憎らしくなった」と答えています。また、「不安・心配になったり、学校に行きたくなくなったりした」と答えた者も多いようです。「つらくて落ち込んだり、自分がいやになったりした」と答えた者が被害者の約三割を占めており、「学校の友達を信用できなくなった」と答えた者が約四分の一もいたことは、深刻に受け止めるべき結果でしょう。

いじめの被害を話した相手としては、友達、保護者、学級担任の三者が中心であり、なかでも、友達に話した割合が最も高く、とくに女子のほうが男子に比べてよく友達に話しており、女子中学生の三分の二が友達に話していました。しかし、その一方で、いじめの事実を教師のだれかに話したという者は、全体の四分の一前後しかおらず、自分がいじめられていることをだれにも言わなかった者の割合が三三・四%、とくに男子では四割を越えていました。また、自分がいじめられていることを知られたくない人として、保護者と回答している被害者が最も多く、約半数を占めていました。

このように被害者がいじめの事実を話そうとしない背景にはさまざまな要因があると考えられます。考えられる要因として、森田は次の四つを挙げています。

①　教師への不信感や、たとえ話してみたところで問題は解決しないというあきらめ
②　いじめっ子からの復讐へのおそれ
③　いじめられているという事実を教師や親に知られることのはずかしさ
④　集団の裏切り者あるいは密告者とみなされ、集団から切り捨てられることへのおそれ

一般に、これらの要因が複雑にからみ合って、いじめられていることを話さないということになるのでしょう。いずれにせよ、いじめられていることを知られたくない気持ちが強くなると、いじめの可視性が低下し、発見、対策が遅れがちになるので、介入もそれだけ困難になると考えられます。

また、森田は、いじめが、いじめっ子（加害者）―いじめられっ子（被害者）という直接の当事者のみによって起こっているわけではなく、これをはやしたてておもしろそうにながめている子（観衆）と見て見ぬふりをする子（傍観者）という四層構造から成り立っていることを指摘しています。また、正高信男京都大学霊長類研究所教授は、その著書『いじめを許す心理』の中で、いじめを容認する傍観者層の割合の増加と、いじめの生起との間には深い関係があることを指摘しています。少なからぬ傍観者の存在がいじめの成立を支えていることは、皆で深刻に受け止め、考えるべき問題です。

ひきこもり

不登校とともに増え続けているのが「ひきこもり」ですが、これは、当然です。最近の実態調査によれば、ひきこもりの実に六割以上に、小学校から大学までのいずれかの時期に不登校経験があったということが明らかになっているのですから。もちろん、ひきこもり状態に入っていくきっかけとして最も多いのが不登校です。

誤解を招かぬように付け加えておきますが、不登校は皆が皆ひきこもりに移行するわけではありません。さまざまな不登校の予後調査から、不登校が長期化し、そのまま慢性のひきこもり状態に至る割合は、不登校全体の一割程度ということがわかっています。ですから、「学校に行かないこと」をすぐにひきこもりと結びつけて考える必要はないのです。不登校から立ち直るのに相当の時間を要するにせよ、大部分は長期化を免れうるのですから。

ただ、不登校の一部の事例がそのままひきこもりに移行し、ひきこもりの経過が長くなるほど社会復帰が困難になっているという事実をきちんと認識することは必要です。たとえば、二〇〇三年に厚生労働省が行ったひきこもりの実態調査では、二〇〇二年に全国の保健所や精神保健福祉センターに相談のあったケースの三人に一人は三〇歳以上だったことがわかっています。しかも、一〇年以上ひきこもっている人も四分の一を占めており、長期化の実態が明らかになったのです（図2参照）。

深刻なのは、ひきこもり状態に入っていく人は毎年数万人もいるのに、そこから「脱出」できる人

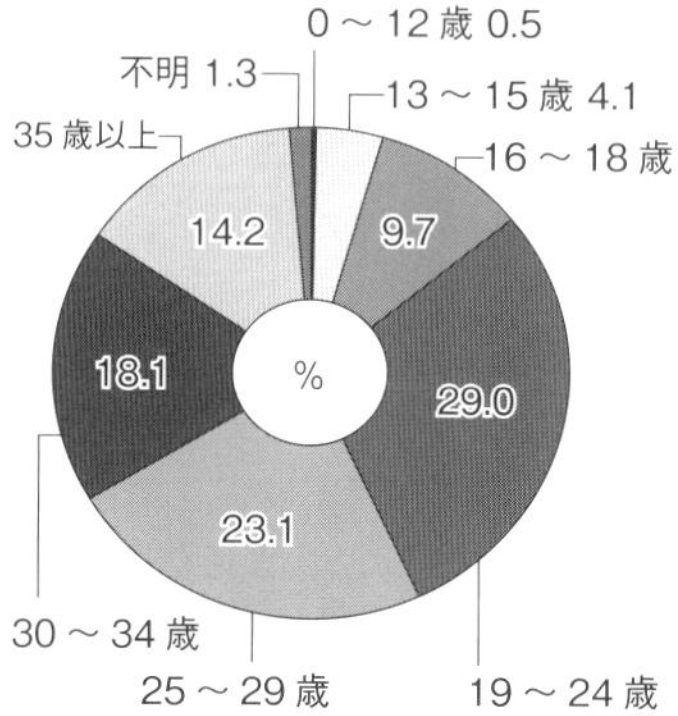

［出典：東京新聞、日本経済新聞］

図2　ひきこもり相談の年齢別割合

はきわめて少ないという現状です。しかも、長期化すればするほど、就学あるいは就労という形での社会参加はますます困難になります。その結果、ひきこもりは増え続け、いまや、ひきこもり人口は数十万人から百万人と言われるようになったのです。

それでは、これだけ増えたひきこもりはいかなる問題を伴うのでしょうか？　まず、昼夜逆転の生活を送るようになり、自室に閉じこもってインターネットやゲームに没頭するようになることが少なくありません。本人が家族との会話や食事を一切拒絶しているため、母親が食事を部屋の前まで運んでいる場合も多いようです。

長期化するにつれて、家族が世間体を気にして、「学校に行け」とか「働け」などと口にするようになると、家族との葛藤が大きくなり、場合によっては、やり場のない不安や焦燥感を家庭内暴力という形で爆発させることもあります。家庭内暴力の対象になるのは、圧倒的に母親が多いようです。これは、母親が父親よりも家にいる時間が長いからということにもよるのでしょうし、家庭の中で父親の影が薄いことにもよるのでしょう。

また、確認強迫や手洗い強迫などの強迫行為がみられることもあります。これは、強い不安に対する防衛として出現する症状です。本人が何時間もかけて戸締まり、ガスの元栓、コンセントなどを確認したり、手を洗ったりすることで不安を解消しようとする「自己完結型」の場合は、家族の負担はそれほどでもないのですが、家族に命令して何度も確認させたり、大量のタオルをきれいに洗ってたたませたりする「巻き込み型」の場合には、家族も振り回され、へとへとに疲れきることになります。

このような精神科の治療を要するような症状が出現しても、本人は断固として来院、受診を拒絶し、ひきこもったままの事例は相当多いようです。そのため、困り果てた母親だけが相談に訪れることになりますが、不登校などをきっかけにしてひきこもり始めてから相談に至るまでの期間は、どうしても長くなりがちです。二〇〇三年の実態調査によれば、最初に相談に訪れるまでに一〇年以上を要した事例が約四分の一を占めていました。

困ったことに、ひきこもりの期間が長くなるにつれて(実際、先述の実態調査では、三五歳以上が全体の一四・二%を占めていました)、「脱出」はますます困難になります。どうすれば、長期化したひきこもりから「脱出」し、社会参加できるようになるのか。これは、本人にとっても家族にとっても、そしてわれわれ精神科医にとっても、さらに社会全体にとっても、これからますます重要な課題になるでしょう。

【片田珠美】

第4章 統合失調症——症状と病型

統合失調症は、かつて精神分裂病と呼ばれていた代表的な精神病の一つです。「人格の病」と言われるように、人格の構成要素すべてが影響を受けるため、従来は、人格の解体さらには精神荒廃に至ることもあったのですが、最近は、治療の進歩によって、そのような症例はまれになり、全体的に軽症化の傾向が認められるようになりました。

発病率は〇・八〜一％（一〇〇人から一二〇人に一人）程度で、男女差はありません。思春期・青年期という人格形成の重要な時期に発症することが多く、「出立の病」と呼ばれることもあります。

病因

統合失調症の原因は、今のところ、まだ解明されていません。脳の何らかの器質的変化によって起こるとする器質論と、ストレスなどの心因によると考える心因論がありますが、いずれの病因も厳密に実証されたわけではありません。

ただ、遺伝的な素因が発病とかなり密接な関係にあることが、統計的研究からわかっています。というのも、一般人口の有病率が一％前後なのに対して、第一度親族（親もしくは子）の有病率は一〇～一二％、第二度親族（兄弟や孫など）の有病率は五～六％であり、統合失調症の患者同士の子どもの有病率は四〇％にも上るからです（表1参照）。

誤解を招かぬように付け加えておきますが、この病気は決して遺伝疾患ではありません。双生児研究によれば、一卵性双生児における発病の不一致例が二〇～四〇％もあるからです。もし、発病が遺伝素質だけによって決まるのであれば、ＤＮＡが同じ一卵性双生児の一致率は一〇〇％近くになるはずですが、実際の一致率は四五～五〇％くらいなのです。二卵性双生児となると、一致率は一二～一五％くらいしかありません。したがって、遺伝が発病に多かれ少なかれ影響を与えることは否定しえないにせよ、症状の発現には環境要因などのほかの要因も関与していることを忘れてはなりません。

そこで、いくつもの因子が重なり合った結果として発病に至る（多因子複合説）と考えるのが妥当であり、とくに注目を集めているのが、「脆弱性・ストレスモデル」です。これは、何らかの脳の生物

表1　特定集団内の統合失調症の有病率

対象集団	有病率（％）
一般人口	1 ～ 1.5
第1度親族*	10 ～ 12
第2度親族	5 ～ 6
統合失調症患者同士の子ども	40
二卵性双生児	12 ～ 15
一卵性双生児	45 ～ 50

＊　統合失調症は伴性遺伝疾患ではない。両親のどちらがその疾患を有していたかは有病率には関係がない。

出典：「カプラン臨床精神医学ハンドブック―DSM-IV-TR 診断基準による診療の手引」メディカル・サイエンス・インターナショナル

学的要因と生育環境などの相互作用によって、ある種の脆弱性を抱えた人が、さまざまな心的ストレスに対応できる強さに欠けているため、ストレスを誘因として症状を示すようになるという考え方です。この「脆弱性・ストレスモデル」は、器質論と心因論の折衷案として提示され、広く受け入れられるようになりました。

器質論の中で現在最も有力なのが「ドーパミン活動過剰説」です。ドーパミンは、脳内で重要な情報伝達に関与していると考えられている神経伝達物質の一つですが、このドーパミン神経系の過剰反応によって幻覚や妄想などの病的体験が出現するという仮説です。幻覚や妄想などの症状を抑える抗精神病薬の多くがドーパミンの活動を抑制するように作用する薬だということが、ドーパミン仮説の有力な根拠になっています。

心因論の中でかつて注目を集めていたのが、ベイトソンの「二重拘束説」です。これは、アメリカでリッツらによってさかんに行われた家族研究から生まれた学説で、親から二つの相矛盾するメッセージを受け取った子どもが、それにどう応答していいかわからず、困惑する結果、発病に至るとする考え方です。たとえば、母親が口ではいつも「愛しているわ」と言っていながら、子どもが近寄って「ママー」と甘え、キスしようとすると、拒絶して突き放すような場合です。この「二重拘束説」は、一時期大変もてはやされましたが、その後の研究の結果、重要な要因の一つではあるかもしれないが、必ずしも統合失調症に特有なわけではないと言われるようになりました。

統合失調症の再発を防止するために、家族の患者に対する感情表出（ＥＥ：Expressed Emotion）

の研究も、イギリスを中心にしてさかんに行われるようになりました。その結果、再発を誘発する危険性の高い、いわゆる「高ＥＥ」家族には、批判的コメント、敵意、感情的巻き込まれすぎなどの特徴が認められることが多く、再発リスクの低い「低ＥＥ」家族には、暖かみや肯定的言辞が見出されやすいことがわかってきました。家族のＥＥを低減させ、再発を防止するための家族支援プログラムも各国で開発されており、いずれもかなりの成績をおさめていますので、家族が患者に対して表出する感情も、発病に何らかの形で関与しているのではないでしょうか。ただ、誤解を招かぬように強調しておきますが、親の育て方が悪かったから子どもが統合失調症を発病するというわけでは決してありません。

いずれにせよ、現時点では、統合失調症の原因はまだ解明されていません。脳の器質的変化が実証されているわけでもなく、決め手となるような心因が明らかにされているわけでもないので、器質論と心因論の折衷論である「脆弱性・ストレスモデル」が最も妥当な仮説として認められるようになったのです。

症　状

それでは、統合失調症になると、どのような症状が出現するのでしょうか。統合失調症の症状は、①自我障害、②思考の障害、③知覚の障害、④感情の障害、⑤意欲と行動の障害、の五つに大きく分けられます。

まず、①自我障害は、最も重要な症状で、統合失調症の中核をなす病理ではないかと考えられています。自他を分離する自我境界が非常にあいまいになり、元来自分のものであるはずの体験が自己のコントロール下を離れたように感じられるために、自ら行動しているのではなく、「他人に操られている」「無理強いされている」という「させられ体験（作為体験）」が出現します。患者さんは、「自分は他人の意思通りに動かされている」「ちっともおもしろくないのに笑わせられる」「操り人形になったみたい」などと訴えます。

この「させられ体験」が思考面で表れると「させられ思考（作為思考）」になり、「他人に考えを吹き込まれる」という「考想吹入」の症状が出現することになります。これは、自己の外部から内部に考えが流入してくるように体験されるものですが、方向がまったく逆転すると、自分の考えが自己の内部から外部に向かって流出するように感じられます。「自分の考えを他人に抜き取られる」という「考想奪取」「考えが他人に伝わってしまう」という「考想伝播」「考えが他人にわかってしまう」という「考想察知」などです。

他人から考えを入れられたり、逆に自分の考えが出て行ったりするのは電波やテレパシーのせいであるかのように受け止め、それを「感じる」と訴える患者さんもいます。この症状のために、考えることが困難になる、あるいは妄想に発展する場合もあります。

次に、②思考の障害で重要なのは、考えがまとまらず、話のまとまりが悪くなる「連合弛緩」という症状です。重症になると、思考内容がばらばらになって、何を言っているのか第三者にはまったく理解できない「滅裂思考」になることもあります。また、考えや話の流れが突然止まってしまう「思考途絶」の症状が出現する場合もあります。思考の障害は、当然言語にも影響を及ぼし、話が単語の羅列のようになる「言葉のサラダ」や、まったく新しい言葉を自分で作り出す「言語新作」などの症状が認められる症例も少なくありません。

思考内容の異常としてしばしば出現するのが、妄想です。妄想には、次の三つの特徴が認められます。客観的には（一）「内容が不合理でありえない」にもかかわらず、本人は（二）「病的に強い確信」を抱いており、（三）「訂正不能」なのです。統合失調症で出現しやすい妄想は、関係妄想、被害妄想、追跡妄想、注察妄想、血統妄想、誇大妄想などです。

関係妄想の根底にあるのは、他人の身ぶりや言葉が自分に関係があると思い込む「自己関係づけ」です。たとえば、電車の中や駅のホームなどでだれかが話をしていると、「噂されている」「悪口を言われている」などと、何でも自分に関連づけて解釈するわけです。電車の中でだれかが咳払いをしたら、自分の言動をとがめるためにわざとやっていると思い込んで、電車に乗れなくなった患者さんもいました。

被害妄想は、他人から害を加えられていると思い込む妄想で、統合失調症ではかなり多くの症例で認められます。患者さんは「つけねらわれている」「盗聴器をしかけられている」「殺される」などと訴えることが多く、「食事に毒を入れられている」という被毒妄想が出現する場合もあります。

追跡妄想は、被害妄想の一種とも言える妄想で、「跡をつけられている」「追われている」という内容のものが多いようです。また、妄想の対象になるのは、ヤクザあるいは暴力団であることが比較的多いのですが、最近では、国際化の影響か、ＦＢＩあるいはＣＩＡに「追われている」と訴える患者さんも少なくありません。

注察妄想は、「他人から注目されている」「いつもだれかに監視されている」という内容の妄想です。この注察妄想のために外出できなくなる、あるいは昼間もカーテンを閉めきったまま生活するようになる場合もあります。

血統妄想は、自分が「皇族と血がつながっている」などと信じる妄想で、両親は実は自分の本当の父母ではないという血縁否認妄想と密接に結びついています。何代にもわたる家系図を詳細に書いてくれる患者さんもいます。

誇大妄想は、自分が「神になった」「ノーベル賞級の発明をした」などと思い込む妄想です。「神になった」と信じる患者さんが新興宗教の教祖のようになろうとする場合もありますし、偉大な発明をしたと思っている患者さんが、自分の発明をほかの人に取られたと主張して裁判を起こすこともあります。

このように、さまざまな妄想が出現しますが、妄想がなかなか消えずに発展し、新たな内容が加わり加工されると、体系化されて、堅固な妄想構築がなされることになります。そうなると、妄想を崩すなどというのは、至難の業です。そこまでいかなくても、妄想をいくら批判されても、本人は信じ込んでいる場合がほとんどであり、自らの妄想を批判する人に対して攻撃的になる患者さんもいます。

③知覚の障害の中で、統合失調症に最も多いのは幻聴です。もちろん、幻覚は、五つの感覚器官すべてに起こりうるので、幻視、幻聴、幻嗅、幻味、体感幻覚がさまざまな精神疾患において出現するのですが、統合失調症の患者さんに一番多く認められるのは、幻聴なのです。

幻聴は、他人が自分のことについて話している声や、自分に話しかけてくる声が聞こえてくる症状で、ラジオや電波で聞こえてくると訴える患者さんもいます。内容は、「おまえなんか死んでしまえ」「飛び降りろ」といった命令や、「見張られている」「殺される」といった被害的なものが多く、このような声が聞こえてくるために被害妄想を抱くようになる場合もあります。

聞こえてくる声に頭の中で答えると、それに応答する声が返ってくる「話しかけと応答」の幻聴が、統合失調症に特徴的に認められます。あまりにも声がうるさいため、耳栓をしている患者さんもいますが、それでも「声が耳にではなく頭に響いてくるのでうるさい」と訴えます。

自分の考えたことが声になって聞こえてくるという「考想化声」もしばしば出現します。この症状の根底に自我障害が潜んでいることは明らかですが、幻聴が聞こえてくること自体、自我境界がきわめて不明瞭になっていることの徴候でもあります。

幻聴に次いで、統合失調症に多いのは体感幻覚です。「電気をかけられて体がしびれる」「性器をいじられる」「体に何かを入れられる（女性に多い）」「頭をギザギザに切られる」などの訴えがしばしば認められます。

幻嗅のある患者さんは「変なにおいがする」と訴えます。場合によっては、「毒ガスをまかれているから」というような被害妄想に発展することがあります。幻味のある患者さんは、「変な味がする」と訴えます。この症状は、しばしば被毒妄想と結びつきます。幻視は比較的まれですが、「死んだ人の顔が見えた」「お化けが出た」などと訴えることがあります。

④感情の障害で、統合失調症に特徴的に認められるのが、「感情鈍麻」です。喜怒哀楽をあまり示さなくなり、感情が「平板化」して、周囲への関心が乏しくなります。また、自分自身の殻に閉じこもって、外界との接触を自ら断つ「自閉」も特徴的です。

反面、ささいなことに過敏に反応することもあり、その場にそぐわない感情反応を示すという印象を与えます。また、同一の対象に対して、愛と憎しみのような相反する感情を抱く「両価性」もしばしば認められます。たとえば、一方では「お母さん大好き」と言っており、実際常に依存していながら、他方ではその母親を殺したいほど憎むというわけです。

⑤意欲と行動の障害で、目立つのが、能動性や自発性の低下です。慢性化すると、終日何もしないで過ごす「無為」の状態になることもあります。また、対人関係を築くのが困難になる、あるいは、社会適応性が低下するために、社会復帰が妨げられる場合も少なくありません。

これらの症状の中でとくに診断的価値が高いものとして、ドイツの精神科医シュナイダーは「一級症状」を、スイスの精神科医ブロイラーは「四つのA」を、それぞれ提唱しています。

シュナイダーが「一級症状」として挙げているのは、考想化声、議論する、または話し合う声の幻聴、注釈する声の幻聴、身体的被影響体験、考想奪取およびその他の被影響思考体験、考想伝播、妄想知覚、意欲・感情・衝動についての作為体験などです。自我障害に属する症状を最も多く挙げている点に注目すべきでしょう。

また、ブロイラーが「四つのA」として挙げているのは、自閉、両価性、情動の不一致、連合弛緩です。いずれも、頭文字がAであることから、「四つのA」と呼ばれるようになりました。

●●● 病　型 ●●●

統合失調症の病型で代表的なのは、破瓜型、緊張型、妄想型の三つです。

破瓜型は、主に思春期に発病します。病気はゆっくり進行し、幻覚や妄想などの症状はあまり目立たず、あっても、一時的か断片的です。一方、思考障害、感情鈍麻、意欲低下は顕著で、会話や行動にまとまりがなくなります。

最初は、不眠、全身倦怠感、不機嫌、確認強迫や洗浄強迫などの強迫症状、心身のささいな不調に過度にこだわる心気症などの症状が徐々に出現します。多くの場合、学校や仕事に行くのをいやがり、人を避け、部屋に閉じこもるようになるため、不登校や欠勤によって周囲の人に気づかれることが少なくありません。逆に、それまでは真面目だったのに、急に家出したり、夜の街を徘徊したりするようになることもあります。

次第に、周囲に対する関心が薄れ、自発性が低下し、思考にまとまりがなくなります。被害妄想や関係妄想、あるいは作為体験が出現することもありますが、漠然としています。「悪口を言われる」「近所の人が自分を変な目で見る」「自分のことが新聞やテレビに出ている」などと訴えても、持続性はなく、妄想が体系化されることはありません。

抗精神病薬による治療にもあまり反応せず、思考の障害や感情の平板化が徐々に進行します。やがて、他人との接触を避けて自閉的になり、無為に毎日を過ごすようになります。三つの病型の中では、予後が最も悪いとされています。

緊張型の発病は、青年期、とくに二〇歳前後に多いようです。急性に発症し、多くの場合、緊張病性興奮の形をとりますが、突然、緊張病性昏迷に陥ることもあります。緊張病性興奮と緊張病性昏迷がそれぞれ交代して出現する場合も少なくありません。

緊張病性興奮は、突然理由もなく、大声でわめいて暴れたり、手当たり次第に物をこわしたりする症状で、衝動的な自傷行為が認められることもあります。その際、被害妄想や命令されるような幻聴が出現し、強い不安を伴っていることが多いようです。

緊張病性昏迷では、突然無口、減動もしくは無動状態になります。外部からの働きかけにいっさい反応しない「拒絶」が出現することもあります。いずれの状態においても、筋緊張の亢進が認められます。

興奮も昏迷も数日から数週間でおさまり、抗精神病薬にも比較的良く反応し、ほかの二型と比べると予後が良いようです。ただ、まれですが、急激に発病し、激烈な運動興奮を示し、意識混濁、発熱、重篤な自律神経症状を伴う「急性致死性緊張病」の場合、死亡する症例もあります。

妄想型は、最も発病が遅く、三〇歳以降に始まることが多いようです。妄想が主な症状で、しばしば幻聴を伴います。感情鈍麻、意欲低下、人格変化などは、あまり目立ちません。病前性格が柔軟性に乏しい人が多く、突然、「迫害されている」「神の啓示を受けた」「使命を与えられた」などと思い込むようになり、発病します。

最も多いのは被害妄想ですが、関係妄想、追跡妄想、血統妄想、誇大妄想などもしばしば出現します。妄想に支配されて、人目を避けるために転居を繰り返したり、発明発見や論文執筆に熱中したり、場合によっては、裁判ばかり起こして「好訴的」になることもあります。妄想以外の点では比較的まとまっており社会にそれなりに適応している症例もあれば、病気が徐々に進行して妄想体系を築くようになる症例もあります。


【片田珠美】

第5章 統合失調症――治療と予後

統合失調症の治療の目標は、症状を改善して、社会生活機能の回復を促進し、社会参加を実現できるようにすることにあります。かつては、発熱療法、持続睡眠療法、インシュリンショック療法、前頭葉白質切断術（ロボトミー）、電気けいれん療法などの身体療法が行われていましたが、抗精神病薬が登場してからは、薬物療法が中心になりました。

現在、統合失調症の治療の中心は薬物療法で、精神機能に影響を及ぼす向精神薬、なかでも抗精神病薬が主に用いられています。もちろん、薬物療法だけでなく、同時に、心理面に働きかける精神療法や、社会生活への適応性を改善するための社会療法も不可欠です。ここでは、まず、最初に、統合失調症の薬物療法について、次に、精神療法と社会療法について説明します。そして、最後に、患者さんの予後について述べることにします。

薬物療法

精神医学の歴史において初めて、精神に作用する化学物質、向精神薬が発見されたのは、一九五二年です。精神科医たちは、最初自分の眼を信じられませんでした。というのも、それまでも、催眠薬や鎮静薬、場合によっては阿片などが用いられていましたが、興奮を鎮めるものの、眠気をもよおし、強い依存性を伴っていましたし、幻覚や妄想、抑うつ気分などの精神症状に作用するわけではなかったからです。

当時の雰囲気の中に身を置かなければ、精神科医の驚きを理解することはできないでしょう。このときの驚きが、診断、疾病分類、治療をめぐる議論の糸口となり、その後の抗うつ薬の開発を始めとする多くの「進歩」を一気に加速させることになったのです。

一九五二年に発見されたのは、最初の抗精神病薬クロルプロマジンです。抗精神病薬は、統合失調症の症状である幻覚や妄想に作用する薬なのですが、皮肉なことに、この画期的な発見のきっかけを作ったのは、精神科医ではなく、外科医だったのです。不安や気分の落ち込みは、精神科医の関心だけではなく、外科医の関心も引いたからです。手術前に患者さんの不安が高まると、注射すべき麻酔薬の量が増えるのですが、当時、それはきわめて重大なことでした。術後ショックを引き起こすことがあり、その結果、場合によっては患者さんが死亡することさえあったからです。この問題に取り組んでいたのが、フランス軍の外科医、アンリ・ラボリです。

ちょうどその頃、ローヌプーラン社の研究チームは、マラリアの治療薬を見つけるために、フェノチアジンという化学物質の誘導体を合成しようとしていました。その研究の過程で、誘導体のうちの一つが特異的な作用を持つことが明らかになりました。そして、その副作用として、強い鎮静作用と催眠作用が見出されたのです。そこで、ローヌプーラン社は、中枢神経系に対してより明確な作用を持つ化合物の開発に着手しました。こうしてできた誘導体の一つを、アンリ・ラボリが術前麻酔に用いたところ、それによって、麻酔薬の使用量を減らすことができました。言い換えれば、相乗作用によって麻酔薬の効果を強めることができたわけです。

クロルプロマジンと名づけられることになるフェノチアジン誘導体、RP4560が完成したのは、一九五〇年一二月です。翌一九五一年六月、ローヌプーラン社はクロルプロマジンをアンリ・ラボリに提供しました。彼は、その薬理効果を一九五二年二月に報告しています。

「クロルプロマジンは、意識消失も、精神変容ももたらさない。ただ、傾眠傾向を引き起こし、周囲で起こっていることに対する患者の無関心を惹起する。……これらの事実は、精神科領域でこの薬が使用される可能性を示唆するものである。」

アンリ・ラボリは、クロルプロマジンを投与された患者さんが鎮静されたというよりも、無関心になったという印象を抱きましたので、精神医学的にも有用ではなかろうかと考えました。そして、この化学物質の精神医学領域における使用の可能性を指摘しただけでなく、パリのヴァル・ド・グラス陸軍病院での臨床実験も率先して行いました。

一九五二年一月一九日、二四歳の男性の精神病患者に五〇㎎のクロルプロマジンを注射しました。この患者さんは、すでに二回の入院歴があり、二回電気けいれん療法を受け、一五回インシュリンショック療法を受けていたのですが、効果がありませんでした。ところが、クロルプロマジンを投与されると、この患者さんは、すぐにおとなしくなりました。そして、三週間も経たないうちに、退院したのです。

同年三月、高名な精神科医のジャン・ドレーは、クロルプロマジンを、パリのサンタンヌ病院の患者さんに対して使用しました。同じくらいの量を投与して、同じようなめざましい成果を得たのです。この薬は、興奮状態を鎮静させるだけではなく、精神症状に対する作用も持っていました。ドレーは次のように述べています。

「外界からの刺激に対する反応の遅延や無関心、自発性や関心の低下をもたらすものの、覚醒レベルや知的レベルを損なわないのが、この薬の精神への作用の特徴である。」

クロルプロマジンは、神経の興奮を鎮めて、精神の安定をもたらすように見えました。そのため、「強力精神安定剤」と呼ばれるようになりました。これは麻薬ではなく、まさに精神の機能を修復するための薬だと、使用した精神科医たちは思ったのです。

もっとも、当初、多くの精神科医は、クロルプロマジンの薬効になかなか納得できませんでした。というのも、それまで彼らが用いることのできた薬は、患者さんを一時的に落ち着かせることはできたかもしれませんが、その精神をむしばむという面も併せ持っていたからです。

たとえば、一九五三年に、カナダで最初にクロルプロマジンを七〇人の患者さんに投与したハインツ・レーマンは、そのときの驚きを次のように記述しています。

「このようなことは、統合失調症の症例では決して起こりえなかった。私は、このようなことをこれまで一度も経験したことがないし、このような可能性は、どのマニュアルにもいっさい記載されていない。」

ただ、彼は次のように付け加えてもいます。「このような劇的な効果が認められたものの、鎮静作用だけではなく、統合失調症の症状に本当に有効であることを確認するためには、統合失調症の慢性患者にも投与して二年間観察することが必要である」と。

実際、幻覚や妄想に対する作用が専門家に認められるまでには約二年間を要しました。興奮している患者さんを落ち着かせるためには眠らせるしかないという治療の伝統と、この薬が麻酔薬との関連で発見されたという事実ゆえに、当初はむしろ、一種の「人工冬眠」としてとらえられていたようです。

ハインツ・レーマンが感じたような驚きを、当時、数多くの精神科医が感じたのは事実です。実際、それまで長期間入院していた患者さんが退院できるようになり、精神医療も入院中心から外来中心へと徐々に移行していきました。その結果、「狂気を治すことができるのではないか」という希望を抱いた精神科医も少なくなかったのです。

もっとも、つかの間の楽観主義の後、精神医学は新たな慢性化に直面することになりました。安定した状態を維持するためには、服薬を長期間にわたって、場合によっては一生、続けなければならないので、「いつになったら治るのか?」という疑問を抱いた患者さんや家族も多かったのです。

また、クロルプロマジンを始めとする抗精神病薬も、眠気をもよおすし、手指のふるえ、筋肉硬直、前傾姿勢などのパーキンソン症状を始めとするさまざまな副作用を引き起こすことも明らかになりました。また、しばしば肝機能障害を伴うことも報告されるようになりました。そのため、治しているわけではなく、薬で一時的に症状を抑えて慢性化させているだけではないのか、という批判も起こってきたのです。

それでも、クロルプロマジンが最初にもたらした劇的な効果と、それに対する精神科医の驚きが、精神医学の進む方向を決定づけたのはたしかです。その後の薬物療法の隆盛は、このときの精神科医の驚きから始まったと言っても過言ではありません。

ただ、当時はまだ、薬物療法が治療の中心とは考えられていませんでした。それを端的に物語るのが、一九五五年、抗精神病薬に関する国際シンポジウムがパリで開かれた際の、ドレーの閉会の辞です。

「治療的な観点から言えば、この薬のもたらす恩恵がいかなるものであろうと、精神医学において、薬は精神疾患の治療の要因の一つにすぎないことを忘れてはならない。基本となる治療が精神療法であることに、かわりはない。」

精神療法に重要な地位が与えられていることに注目すべきです。しかも、当時のフランス精神医学界を代表する大家であり、クロルプロマジンの発見に貢献したドレーによって。彼は、薬の作用だけでは、精神を病んでいる患者さんを治すことができないことを強調したわけです。ドレーは、一九六六年にも、「精神医学を化学に還元することはできないだろう」と警告を発しています。

ところが、ドレーの警告はほとんどかえりみられることなく、いまや薬物療法が主流になりました。従来の抗精神病薬（定型抗精神病薬）には錐体外路系の副作用があり、自閉、意欲低下、感情鈍麻などの陰性症状にはあまり有効ではなかったのですが、一九八〇年代から相次いで開発された新規抗精神病薬（非定型抗精神病薬）は陰性症状にも効果があり、副作用も比較的少ないということで、さかんに用いられるようになりました。

薬物療法によって患者さんの症状が改善するのは誠に結構なことですが、非定型抗精神病薬にもまったく副作用がないわけではなく、かなり長期間服用しなければならないという問題もあります。精神医学の治療においては薬物療法と精神療法が車の両輪であるという基本的な点が、現在忘れ去られているのではないか、精神科医は自問してみるべきではないでしょうか。

精神療法と社会療法

統合失調症の精神療法は、個人精神療法と集団精神療法に大きく分けられます。また、社会療法として、作業療法や社会生活技能訓練、読書療法、音楽療法、絵画療法などのレクリエーション療法が行われています。

統合失調症患者に対する個人精神療法として一般に行われているのは支持的精神療法です。患者さんに自己洞察を迫って無意識にまで深く入っていく精神分析のような力動的精神療法はあまり用いられません。幻覚や妄想などの病的体験を再び活性化するおそれがあるからです。

支持的精神療法で大切なのは、治療者が道徳的な価値観や規範にとらわれず、先入観や偏見を捨て、患者さんの身になって傾聴することです。また、患者さんの弱体化した自我を支えるために、不安を軽減し、信頼関係を築くことも必要です。それによって、患者さんは、治療者の問題への取り組み方を見習ったり、発病前の生活感覚を取り戻したり、あるいは新しい適応方法を学んだりすることができるようになるのです。

患者さんとの間に築かれた治療関係を基盤にして、保証、助言、指導などを行います。さらに、治療が進むと、患者さんが抑圧していた感情や内面の問題を語るようになることもありますが、その際、幻覚や妄想などを再燃させないように注意を払わなければなりません。場合によっては、家族や職場の上司・同僚などに病状を説明して理解を求める、職場での配置転換を通じて対人関係を調整するといった環境調整も必要になることがあります。

集団精神療法は、複数の患者さんを対象にして行われる精神療法的接近です。同じ境遇の患者さんたちが同じ苦しみや悩みを共有し、お互いを支え合うことによって、治療効果が生まれると考えられています。

作業療法は、生産的・創作的・構成的作業を通じて現実感覚や自己感覚の回復をめざす治療です。手仕事などが患者さんの精神症状を改善するのに有効であることを医学的に実証したのは、フランス革命時代、パリのビセートル病院で鎖につながれていた精神障害者を解放した精神科医、ピネルです。

その後、ドイツのジーモンは、「精神障害者は、何らかの代謝障害により作業能力が低下している。そこで、患者さんの保有している健康面を伸ばし、それによって病的部分を除き、独立心、自己責任感を目覚めさせることが必要で、そのために患者さんの持つ活動の衝動を健康な方向にすすめるように選択された作業を課すことが治療的意味を持つ」という理論に基づいて、除草、土木作業、園芸、農耕、動物飼育などの作業を、患者さんの症状に応じて与えました。

わが国では、大正年間に加藤普佐次郎によって、作業療法が独自に体系化され、実施されるようになりました。現在、一般的に行われているのは、
① 生産的作業：袋貼り、造花、箱作り、農耕、園芸、畜産、印刷、木工などの作業を通じて、患者さんに現実認識を取り戻させ、活気を回復することをめざします。
② 創作的・構成的作業：創作的作業とは、絵画、彫刻、陶芸、染色などの芸術的な活動であり、構成的作業とは、編み物や織物などの手芸です。いずれも、これらの作業を通じて情動を表現できるようにすることをめざします。
③ 施設内業務作業：施設内の給食、洗濯、事務の手伝いなどを、職員の指導下で行わせるもので

す。有効に利用すれば、社会適応性の増大に役立ちますが、長期化すれば患者さんを使役することになりかねませんので、注意が必要です。

社会生活技能訓練は、アメリカのリバーマンによって創始された社会心理的なケアで、SST（Social Skills Training）とも呼ばれます。統合失調症の患者さんは、症状がおさまり、一見回復したように見える状態でも、ごく普通の日常生活の中で必要とされるような社会的技能に障害が見出される、とくに対人関係に問題があることが少なくないため、それに対する治療的接近として行われるようになりました。

社会生活技能訓練は、自立生活技能プログラムに沿って行われます。（一）基本訓練モデル、（二）問題解決技能訓練、（三）注意焦点づけ訓練という三つの治療モデルがあります。実際の訓練は通常集団で実施され、受容的で肯定的な雰囲気の中で、ロールプレイやモデリングを活用して社会的行動の学習を促進します。

統合失調症の治療においては、薬物療法だけでなく、精神療法や社会療法を組み合わせて行うことが必要です。症状がおさまった後も、これらの治療を通じて再発を防ぎ、社会復帰を促すことが大切なのです。

予 後

かつては、統合失調症の大部分が慢性、進行性に経過し、次第に人格の崩壊をきたし、末期には人格荒廃に至ると考えられていました。統合失調症を一つの疾患単位としてまとめ現在の概念の基礎を作り上げたドイツの精神科医クレペリンは、「早発性痴呆」と名づけたほどです。

近年、治療の進歩によって、予後は以前に考えられていたほど不良ではないと言われるようになりました。それでも、一部に、徐々に発病して人格変化が長期にわたって進行し、人格荒廃に至る症例も認められます。その大部分は破瓜型です。

予後は、おおむね三つに分けられます。

① 四分の一が一過性の精神病エピソードで終わり、再発なく回復する。

② 半分が急性期から回復するものの、再発して病勢増悪を繰り返し、人格変化が段階的に進行する。

③ 四分の一が慢性化して、人格変化が徐々に進行して人格荒廃に至る。

もちろん、適切な治療を受けたか、周囲から十分なサポートを得られたか、などの要因が予後に少なからぬ影響を与えることは言うまでもありません。

最後に、長期的に見た場合、統合失調症患者の約一〇%が自殺によって死亡するという事実を指摘しておきましょう。これは、欧米でもわが国でもあまり変わりません。

まず、発病期には、不安や当惑、抑うつ、悲哀、絶望感が出現することが多いため、この時期の自殺はまれではありません。また、急性期には、幻覚や妄想などの病的体験が活発になるため、「死んでしまえ」という幻聴に支配されて、あるいは「殺される」という被害妄想に影響されて自殺を図る場合が少なくありません。慢性期にもかなりの割合で抑うつが認められ、抑うつ的な時期に自殺する場合が多いようです。統合失調症の症状は改善していながら、社会適応がなかなかうまくいかず、社会復帰への道がかなり険しいということも、自殺を促す要因の一つになっているかもしれません。

統合失調症の重要な症状の一つに「病識の欠如」があります。これは、幻覚や妄想などの病的体験について、その非合理性に気づかず、自分が病気であるという認識を持てないというものです。皮肉なことに、患者さんが「病識」を持つようになると、一般に自殺が増えると言われています。自殺をいかに防ぐかは、治療上の大きな課題です。

【片田珠美】

第6章 統合失調症──症例と経過

この章では、統合失調症の典型的な症例を呈示し、経過について説明します。

症例A

〈家族歴および生活歴〉

父親はタクシーの運転手で、二日のうち一日は家にいませんでした。母親は以前は家で内職をしていましたが、現在はパート勤めをしています。一人っ子。正常分娩にて出生。人工乳で養育されました。内気、消極的で、親の言うことをよく聞く素直な子であったため、育てやすかったということです。小学二年のとき、交通事故にあい、頭部打撲。事故後の検査で脳波異常を指摘され、しばらくの間、通院していたことがあります。

中学二、三年頃には反抗期が激しく、父親と殴り合いをしたこともあります。中学卒業後、高校に進学しましたが、高一の二学期にバイクの無免許運転をしたのが学校にばれたため中退しています。材木店で一年半働いた後、一八歳で車の免許を取り、運送会社でトラックの運転手として働くようになりました。

二一歳のとき、つき合っていた一つ年下の女の子が妊娠したため、入籍だけして結婚式も挙げずにアパートで一緒に暮らし始めました。一人っ子同士の結婚で、お互い親の面倒を見なければならない立場であることを相当気にしていたようです。経済的にもかなりしんどい状態だったので、ちゃんとやっていけるのかと将来についての心配ばかりしていました。

〈現病歴〉

結婚から四ヵ月後のX年三月、仕事に行けなくなり、辞めてしまいました。不眠のため昼夜逆転の生活を送るようになり、それまで無口だったのに、急に多弁になって、同じことばかり言うようになりました。

X年五月、妻が出産のため実家に帰っている間に、「他人が自分の悪口を言っている」「自分の考えが他人に伝わってしまう」「『家に閉じこもるか死ぬしかない』と耳に聞こえる」「電波が走る」などと訴えるようになったため、某病院神経科受診。服薬をすすめられましたが、本人は拒否していました。

妻は出産後一度もアパートに帰ることなく、同年八月離婚が成立。赤ん坊の養育、慰謝料をめぐって両家の間で折り合いがつかず、裁判になりました。妻とその母親がAの家まで来て赤ん坊を置いて帰ったので、しばらくの間はAの母親が世話をしていました。しかし、Aの母親が赤ん坊の世話をするためには仕事を辞めなければならないということで、児童相談所に相談し、最終的には妻の実家で赤ん坊を養育することになりました。

一連の法的手続きが必要でしたが、Aはこれらの手続きをほとんど親任せにしていました。自らが家庭裁判所に足を運ばなければならないことも何度もあったのですが、その際も呆然としていたということです。このような法的手続きが必要になった時期に、Aは四国の父親の実家まで一人で車を運転して行きました。また、タクシーと追突事故を起こして、父親に処理してもらっています。

X年一〇月、当時の外来主治医から入院をすすめられましたが、両親がなるべく家に置いておきたいと希望したため、筆者の勤務する病院に転院しました。通院、服薬には拒否的で、不眠のため睡眠薬のみを服用している状態でした。

X＋一年六月より、病状が急に悪化し、独語や空笑が認められるようになりました。また、頭痛をしきりに訴えるようになりました。警察に何回も電話して「しまつしょが届いてない。三億円のグリコ犯は僕だ」と言ったこともあります。この言葉を聞いていた父親は、入院後の面談時に「『しまつ』とは『死を待つ』という意味で言ったのだろう」と筆者に語っています。この時期のAの切迫した状態を端的に表す言葉として「死待」が最も適切であるように、父親の目には映ったのでしょうか。

さらに、「お母さんは宇宙人やから話してもわからない。宇宙人は死んだらいい」と言って、母親をベランダから突き落とそうとしました。父親に対しても「一緒に死んでくれ。お父さんを殺さなかったら殺される」と言って、ベランダで押し合いになりました。その一方で、「僕は人間ではないから……死にたい」と訴え、「子どもの声が聞こえてきて、『死ね』『死ね』と言う」と訴えて家を飛び出したこともあります。家を出たまま五日間くらい帰らず、公園のベンチで寝て過ごし、家に電話して「死ぬわ」とも言いました。

X＋一年八月、母親を押しとばしけとばしてけがをさせたため、父親が警察に通報し、緊急入院する事態になりました。入院時、「すごい電波が当たってきて親をけったので入院になった」「体全身に電波が入ってくる」「人の声が聞こえる。悪口が入る」などと訴えており、体感幻覚、幻聴、被害妄想などの病的体験がきわめて活発でした。また、「自分の考えが電波で出される」と訴えており、自分の考えが他人に伝わってしまうという考想伝播が認められました。入院時の脳波所見は正常でした。

入院後も、「電波は入ってきます。体に突き刺さるような電波がある」「話し声が聞こえる。『強制語』で、『死ね』『飛び降りろ』と言う」などの訴えが続きました。本人の訴えでは、「強制語」（幻聴）と「電波」（体感幻覚）とを区別しているようでした。また、「頭に電波が突き刺さる。ガリガリ。電波が突き刺さると痛い」と、体感幻覚による頭痛をしきりに訴えていました。

X＋二年正月外泊時には、症状はやや改善していましたが、それから一ヵ月後には、「『今度外泊したら殺してやる』という声が聞こえてくるので、外泊したときベランダから電波で突き落とされるかもしれない。だから外泊はもう少し先にしたい」と訴え、外泊延期になりました。その後も、「『今度外泊したら殺される』『飛び降り自殺する』と人の声が聞こえる。これははったりではなく現実だから怖いんです」と切迫した様子で訴えていましたが、実際には、自殺企図は認められませんでした。

同年四月初旬より、「大分雰囲気が変わってしんどい。電波がひどく当たるようになった。声も『帰って死ね』と言っている」と訴えるようになりました。ひどくなったのは「突き刺さるような電波」で、「気分を変えられるようなものもある」と語っていました。

五月初旬より、さらに電波の当たるのが増え、本人が「今までこんなに増えたのは初めて」と言うほどでした。その頃、父親同伴で外出した際、「電波が走る。家に帰って死にたい。死にたい。家に帰らせてくれ。帰って死ぬ」と口走り、パチンコをしている間も「うるさい」と叫んでいたということです。病棟内でも落ち着きなく徘徊しており、不安定な状態で自殺企図の可能性も考えられたので、主治医（筆者）が院内の散歩を制限したところ、攻撃的な態度を示しました。電波の出所について尋ねると、「K電力から来ているに違いない。電波はK電力からしか出せない」と答え、確信している様子でした。その後も「突き刺さる」電波と「家に帰ったら殺される」という声は続いていました。

X＋二年七月末頃より、「一一月一五日に殺されます。包丁に電波を当ててそういう感じにして心臓に突き立てると言っている。そういう話し声が聞こえる。男の人の声。話し声の姿は見えない。隣にいる人にも聞こえない。でも信じる。怖いけれども、どうにもできない。殺されるのは怖い。死にたくはない。でも一一月一五日に殺される。防ぎようがない。どうにもできないので普通の生活を送るしかない」と訴えるようになりました。一一月一五日だという理由については、「とくにない」と語っていました。〈どうやって包丁の感じを電波にするのか?〉と尋ねると、「それはわからない。K電力の人にしかわからない。電波を出せるのはK電力の人しかいないでしょう。話し声でもK電力の人だと言っている」と答えました。また、電波の感じについては「変わった缶詰のカンのフタで頭を三ヵ所切られているような感じで電波が当たる。ギザギザ」と話していました。Aに「死にたくはない」ということを確認させ、少なくとも一一月一五日までは自ら死を選び取るような行為はしないことを約束させました。

その後も「一一月一五日に殺される」という声はずっと聞こえていたようですが、九月中旬より次第に薄らいでいき、一〇月中旬には「話し声みたいなのはするが、何を話しているのかは、はっきり聞こえない」状態になりました。一一月一五日の面接では、「(一一月一五日に殺されるというのは)全然聞こえません。人のざわめきが聞こえる程度」と語りました。頭に突き刺さるような電波も徐々に弱くなり、病状も安定してきたので、正月外泊をすすめましたが、「家に帰ったら殺される。飛び降りさせられる」という声が再び聞こえてきたため、中止になりました。

X＋三年になると、不眠の訴え、ほかの患者さんに対する暴力行為がときに認められる程度で、電波は次第に弱くなっていきました。X＋四年の正月には外泊が可能となり、外泊中も電波がひどくなることはありませんでした。その後も突き刺さる電波は弱いながらも続いていましたが、「帰ってきたら殺すぞ」という声はほとんど聞こえなくなりました。五月の外泊中も安定しており、外泊後「『帰ってきたら殺すぞ』というのが聞こえてきても、外泊しても殺されないことがわかった」と語り、退院を希望しました。

X＋四年六月退院し、その後、外来通院中です。

●●● 症例B ●●●

〈家族歴および生活歴〉

父親は農家の五男坊で、田舎から出てきて植木職人として働いていました。母親は小学校の校長の娘で、自分自身も戦争中、代用教員をしていたことがあります。戦後のどさくさの頃、「真面目なのが一番」と父親にすすめられて結婚したのですが、学歴がなく無口で気の弱い夫に対して「私とは不つり合い。何でこんな人と結婚してしまったんだろう」という物足りない気持ちを抱いていました。母親自身は、人づき合いが好きで、社交的です。

Bには、姉が一人おり、長男として生まれました。おとなしくて気が弱く、やや几帳面で周りに気を使うところがありました。小・中学校時代は成績優秀で、高校は進学校に進みました。高校進学時、親友と離れてしまったのですが、その時、母親に「もう一人も友達なんか作らない」と宣言しました。実際、友人は一人もできませんでした。

この頃より、トイレ強迫、手洗い強迫が出現しました。また、目が悪いにもかかわらず、めがねをかけると鼻が低くなると思い込んで、めがねをかけず、ノートもとらず、ただ出席のためだけに授業に出ていました。

〈現病歴〉

高校卒業後、大学を受験したのですが、失敗。一浪後、再度受験したのですが、また失敗。学歴がなく無口で気の弱い夫に対して不満を抱いていた母親は、成績優秀だったBにかなり期待をかけていたらしく、B自身も母親の期待にこたえるべく真面目に勉強していたので、母親のすすめる大学を再度受験して失敗したことは、母親にとってもBにとってもかなりショックだったようです。

二浪中の同年七月、受験に失敗した大学に電話して「博士号を百もとったら教授になれるか？」と尋ねました。翌年一月頃、勉強中に突然電波がかかってきて、高校の英作文の先生の顔をしたルイ二六世が「おまえは湯川秀樹の子どもだ」と言ってきました。風邪で微熱があったので「そのせいで頭が狂ったのではないか」と驚き、両親に問いただしたところ、両親は口では「違う、違う」と言いながらも、しまいには父親は黙り込み、母親も涙を浮かべてうなずいたので、肯定されたように思ったということです。

以後、数ヵ月間、受験勉強もせずに自宅に閉じこもり、「世界の頭脳」と対話していたのですが、しばしば事情を知らないほかの学者の声で、「おまえは湯川秀樹の子と違う。IQも低いし、軽愚の子や。父親が愚鈍で、母親は軽愚や」と言うのが聞こえてきてつらかったということです。

七月になると、無色透明人間が現れ、ルイ二六世の声で、「おまえなんか生きていてもしょうがない。

早く死なんかったら麻酔なしで肉の塊にしてしまうぞ」と聞こえてきたため、ガス自殺を図って、最初の入院をすることになりました。その病院で「日本語を忘れる薬を飲まされ、豚なみの扱いをされた」という不満を抱いたため、「あれは自分の妄想でした」と言って、三ヵ月で退院しています。

退院後、病的体験は徐々に消失していきましたが、抑うつ的な無気力状態が数ヵ月間続きました。その後、就職して何ヵ月間か働いていましたが、「薬のせいで頭の回転が悪くなる。記憶力が悪くなる」と訴えて拒薬するようになりました。外来通院も中断しました。そのため、幻覚や妄想が再燃して、再入院することになりました。このようなサイクルで数回の入院を繰り返していたのですが、その頃、母親に「何で湯川秀樹と結婚してくれんかったの」と言ったことがあるということです。

二九歳のとき、「頭に硫酸をかけられて脳味噌が腐る。頭がばかになった」と言い出し、行き先も告げぬまま家を出て、二、三日後にハイヤーで戻って来るというようなことが幾度かありました。今度は、自ら希望してC病院に五回目の入院をしました。入院時、「湯川秀樹の子どもである」「世界連邦政府が自分を大統領にしたが、今は命を狙っている」「鏡で未来が見える」などと妄想的に語っており、入院理由についても、「亡命するため」と答えていました。また、「三日後に自分のことが新聞、テレビで発表される。そう伝わってくる」と語っていたのですが、実際には発表はありませんでした。その理由について尋ねられると、「ルイ一六世が意地悪してるからだ」と答えました。

入院当初は「一ヵ月経ったらZ先生が自分を助けに来てくれる。だから、それまで記憶力の悪くなるような薬は服用しない」と主張して拒薬しており、主治医の呼びかけに対しても、「今対話中なんです」と答えるなど、きわめて拒否的でした。母親に対しても攻撃的で、面会のたびに暴言を吐いていました。

入院後、約三週目より、主治医が手ずから薬を飲ませたことを契機にして拒薬はなくなりましたが、「薬を飲んだから、もうろうとして抽象的な思考ができない」と訴えていました。また、「僕は瞬きしないから、B家の人間であるはずがない」という血縁否認妄想は訂正不能で、「僕はゲニア。ゲニアとしての両親は、父がフェルミ。母は不明。現世での父は湯川秀樹。母は名前は言えない。言うと母が『グリコ』に会う。貴族。五一歳。極悪人。白色人種。人工授精によって処女で産んだので、僕が初めての男性。僕の発言によってアメリカの軍隊が動いてベトナム戦争が起こったので、僕に対する殺意の塊となっている」と語っていました。自分が湯川秀樹の子どもである根拠については、「お前は瞬きしない。湯川秀樹は瞬きしない。だからお前は湯川秀樹の子どもだ」とルイ二六世が言ったからで、ルイ二六世は「高三のとき、英作文の先生として現れた」のだと主張し続けていました。その一方で、「僕は極悪人。悪魔。自分が嫌い」だとも訴え、自らの劣等感についても「僕、ペニスの長さ、小三のときより短い。小三のとき、一六センチくらいあった。それが、今は一三・五センチ。ペニスも、脳が軽くなるから、短くなる。鼻も低くなる」と語っていました。

その後も、IQ、博士号、世界連邦政府、瞬きしない無限大天才などに関する妄想的訴えは続き、瞬きしない人間の例として、ルビコフ、アインシュタイン、湯川秀樹などの名を挙げていました。また、大学受験に執着し、「大学に入って塾を開いて大儲けをするのだ」と語っていました。ところが、入院後、約半年を経過した頃より、「もし僕が言ったことが本当やったら、今頃こんなところにいるはずがない。とっくに世界連邦政府から迎えが来てるはず。だから、あれは妄想やった。今はあれが妄想やというのがわかっているから、振り回されることはない」と訴えて退院を要求するようになりました。大学受験は、母親の反対によって断念し、外泊しながら就職のための面接に出かけることになりました。この頃より、徐々に病的体験は消失していき、静穏化していきましたが、沈み込んで抑うつ的になることが多くなりました。

約一年間の入院生活を経て退院。退院後、筆者の外来に通院するようになりました。最初の二年間は、規則的に外来通院・服薬し、就職のための面接にも行っていましたが、いずれも不採用に終わっています。三年目の正月より「薬を飲むと、暗記力がなくなり頭の回転が遅くなって栄養がゼロになる」との理由により拒薬するようになりました。また「聖者は母親から生まれない。もし母親の栄養分をとって生まれてきたとわかったら、そいつは生きていられない」と訴え、食事、とくに動物性蛋白質の摂取を極端に減らすようになり、「魚を食べると軸がずれる。死んだら地獄界に行く」という理由から、魚をまったく食べなくなりました。やがて「物理数学大理論」「未来の測り方」について大学ノートに書いた大部のレポートを持参し、「博士論文を大学に送ってほしい」「瞬きしない無限大天才であることを認めてくれて、薬を飲まなくていいということを認めてほしい」などと攻撃的に要求するようになりました。

また、診察のたびに「精神科の薬を飲まされたから、脳神経に痕跡が残って愚鈍。暗記力がまるでない。やられたな」「僕が大統領になったら精神科医は皆死刑にしてやる」「もうスパイはやめろ」などと叫んで怒り、筆者を罵倒するようになりました。その間も、自分は瞬きしないこと、両親のＩＱが低いことを根拠にした「僕はＢ家のガキと違う」という血縁否認妄想は持続していました。さらに、「瞬きしたらアホ」になり、「ルイ一六世が泣く」ので、自分が瞬きしない人間であることを筆者に認めさせようとしていました。

退院後三年を経過した頃より、不眠、拒薬、拒食、独語、徘徊、攻撃的言動が顕著になりました。その頃、家事をしている母親に、突然背後から「お母ちゃんクモと違うか？」と尋ねて驚かせたことがあります。また、「現実を知らされた。ノストラダムスから未来の自分の姿を知らされた。もう死にたい」と希死念慮を訴えるようになり、「俺、死にたい」と言って、台所から包丁を待ち出し「俺を殺してくれ」と母親に包丁を渡しました。

そのため、母親が入院させることを希望し、入院について電話で相談していたちょうどその時、Ｂが母親の衣服にマッチで火をつけようとしました。その火が、近くにあったこたつ布団に燃え移り、大騒ぎになりました。火事はぼや程度ですみ、母親も軽傷を負っただけでしたが、Ｂは警察に保護された後、緊急入院。約三ヵ月間入院した後、退院し、外来通院・服薬していましたが、拒薬、病的体験再燃によって入院。その後もこのようなサイクルで数回の入退院を繰り返しています。

いずれも、統合失調症の典型的な症例ですが、Ａが一度の精神病エピソードを経験しただけで、その後は再発せずに経過しているのに対して、Bは何度も再発を繰り返し、病勢増悪のたびに人格変化が進行していることに注目すべきです。

また、Bは、幻覚や妄想といった急性期症状が消失した後に一過性に出現する抑うつ的な時期、「精神病後抑うつ」を経験しており、希死念慮も訴えています。この時期を乗り越えられず、幻覚や妄想などの病的体験が再燃したことが、再発につながっています。一般に、「精神病後抑うつ」をきちんと通過した患者は、予後が良いと言われていますので、この時期をどう乗りきるかは、治療上きわめて重要な課題になるでしょう。

【片田珠美】

第7章 依存症と嗜癖

この章では、覚醒剤や大麻などの違法薬物への依存症、医薬品をはじめとする合法薬物への依存症、そして、「薬物なき依存症」と言われる嗜癖の問題を取り上げ、その根底に潜む病理を分析します。

違法薬物への依存症

覚醒剤取締法違反で逮捕される芸能人は跡を絶たず、そのたびにマスコミが大々的に報道しますが、実は、いまや覚醒剤の乱用は広く浸透しており、一九九五年以降、わが国は第三次覚醒剤乱用期に入ったと言われています（図1参照）。

第一次乱用期は、一九五〇年代前半でした。これは、敗戦という特殊な状況の下で発生した一大流行期です。太平洋戦争中、兵士の士気を高めるために、覚醒剤は軍隊で使用されていました。これは、わが国だけに限ったことではなく、アメリカやドイツでも、同じことが行われていたようです。

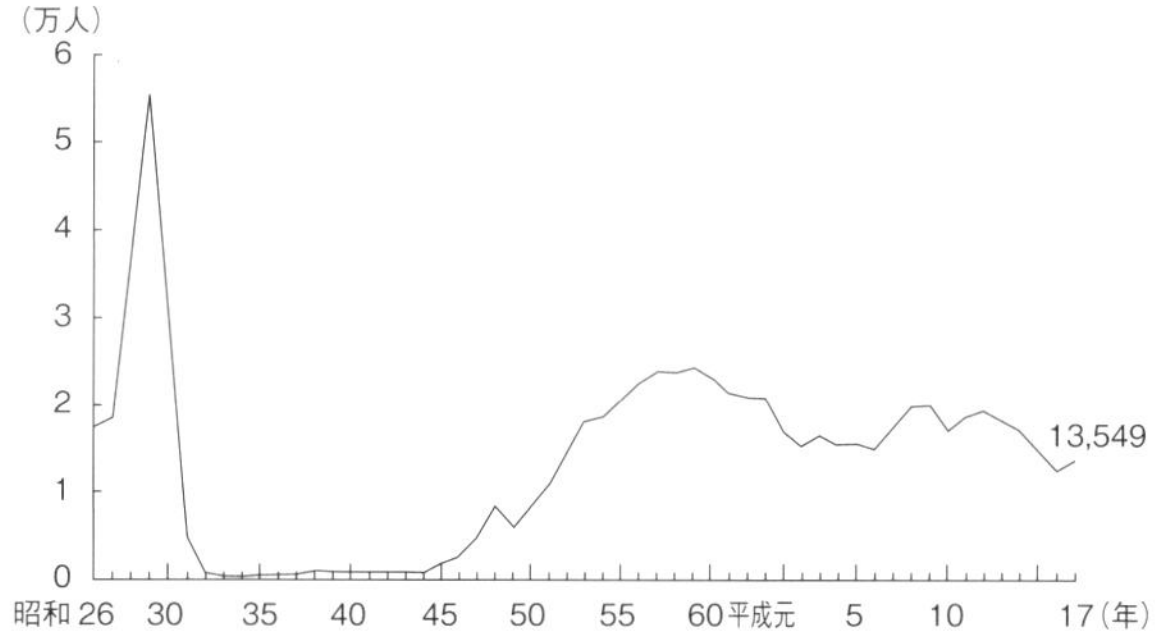

（注）1　厚生労働省医薬食品局、警察庁刑事局および海上保安庁警備救難部の資料による。
2　覚醒剤に係る麻薬特例法違反の検挙人員を含む。
［出典：平成 18 年版犯罪白書］

図 1　覚醒剤取締法違反の検挙人員の推移（昭和 26 ～平成 17 年）

当時は、まだ、覚醒剤の依存性や毒性があまり知られておらず、法律で規制されていたわけでもなかったので、終戦後、軍の覚醒剤が市場に流出しました。同時に、製薬会社も販売を促進しました。そのため、その頃は、覚醒剤が「ヒロポン」という商品名で、眠気覚ましの薬として販売されていたのです。

ところが、一般市民の間で覚醒剤が広く使用されるようになると、依存症が急増して、「覚醒剤、国を滅ぼす」とまで言われるようになり、大きな社会問題になりました。そこで、一九五一年に覚醒剤取締法が施行され、覚醒剤は、製造、販売、所持、使用に至るまで、厳しく取り締まられるようになったのです。この取締が奏功したのか、一九五七年には、検挙者数が激減しました。この間の一九五一年から一九五七年までの時期を「第一次覚醒剤乱用期」と呼んでいます。

その後、約一〇年間、わが国は未曾有の高度経済成長を謳歌し、失業率もきわめて低かったこともあって、覚醒剤乱用の問題は事実上終息したかのように見えていました。ところが、一九七〇年頃から、経済成長率の低下に伴って、組織暴力団が覚醒剤の密売を資金源にするようになったのです。当時は、韓国や台湾などから密輸された覚醒剤が販売されていました。一九七〇年からの一〇年余りを「第二次覚醒剤乱用期」と呼んでいます。

その後、検挙者数は減少していたのですが、一九九五年から再び増加に転じました。これが、現在まで続く「第三次覚醒剤乱用期」なのです。現在の乱用の特徴は、次の三つです。

① 乱用の低年齢化
② 一部の外国人による路上での密売
③ インターネットや携帯電話などの通信手段を密売に利用

いまや、覚醒剤の乱用は、中学生や高校生にまで広まっており、補導者数が増え続けています。しかも、覚醒剤を手に入れるために、女子の中には「援助交際」という名の売春に走る者もおり、男子は、売人になって売春の斡旋までする場合もあります。また、彼らの多くは、路上で外国人が密売している覚醒剤を購入しています。暴力団には「怖い」というイメージがつきまといますが、外国人から買うのは怖くないというのが、彼らの感覚のようです。それを容易にしているのが、インターネットや携帯電話などの通信手段の発達です。かつて、売人が一番苦労したのは顧客との連絡でしたが、

表1　覚醒剤初回乱用乱用理由

動　機	人	%
誘われて	127	54.5
好奇心	99	42.5
刺激を求めて	18	7.7
自　ら	18	7.7
強制されて	10	4.3
やけになって	4	1.7
その他	8	3.4
不　明	40	17.2
全　体	233	100

複数回答

［出典：和田清「依存性薬物と乱用・依存・中毒―時代の狭間を見つめて」星和書店］

通信手段の発達によって、容易に売りさばくことができるようになったのです。

さらに、錠剤の形に加工されたものが販売されたり、あぶって吸飲する方法が開発されたりしたこともあいまって、覚醒剤はじわじわと浸透しつつあり、検挙されているのは氷山の一角にすぎません。しかも、問題なのは、多くの人々が覚醒剤に手を出してしまう理由が「誘われて」とか「好奇心」とかいった、ごく軽いものだということです（表1参照）。

怖いことに、覚醒剤を一度でも使用してしまうと、「最初に一発やったときの感覚が忘れられない」がゆえに、「やめたくてもやめられない」状態に陥ってしまうのです。これが「依存」で、「精神依存」と「身体依存」に分けられます。

精神依存とは、薬物の使用を自分の意志でコントロールできなくなった状態です。薬物が切れると、いても立ってもいられないほどその薬物がほしくなる「渇望」が強くなり、薬物を手に入れるための薬物探索行動が出現するのですが、ときには強盗や売春などの犯罪に手を染めることさえあります。

身体依存とは、薬物の摂取によって生理的な状態に変化が生じ、その薬物が切れると、吐き気、嘔吐、けいれん、頭痛などの身体的な苦痛、いわゆる「離脱症状（禁断症状）」が出現する状態です。この苦痛を軽減あるいは予防するために薬物を再摂取することになりますが、それを続けていくうちに、量をだんだん増やしていかなければ効き目がなくなってきます。その結果、覚醒剤の使用を繰り返すようになり、一回に使用する量を増やさないと、最初に感じたような快感は得られなくなるのです。これを「耐性」と呼びます。

このように、覚醒剤は、摂取した人に快感や多幸感を与えますが、同時に、もう一度同じ感覚を味わいたい、そのために再び摂取したいという強い欲求を起こさせる依存性薬物です。場合によっては犯罪と結びつくこともあるので、わが国では、その所持、使用、製造、売買が法律で禁止されているのです。

一方、近年、大学生が大麻取締法違反で次々と逮捕され、世間を震撼させました。大麻は、アメリカの一部の州やヨーロッパの一部の国では、その使用や所持が法律で禁止されておらず、「タバコより軽い」といった感覚で手を出す若者が増えているようです。

ただ、忘れてはならないのは、大麻は、歴史的、世界的に有名な「門戸開放薬（Gateway Drug）」だということです（和田清：「"Gateway Drug" 概念について」『日本アルコール・薬物医学会雑誌』三四巻、九五〜一〇六頁、一九九九年）。一人の依存症患者の経過を追っていくと、乱用する薬物の種類にはだいたい順番があることが多く、「踏み石仮説」と呼ばれています。また、薬物Aを使用するようになることによって、その後、薬物Bの乱用が始まりやすくなる場合、薬物Aは薬物Bの「門戸開放薬」と言われるのですが、大麻が門戸開放薬となって、覚醒剤やMDMA（合成麻薬）などのより依存性の強い薬物に移行することが多いので、注意が必要です。

医薬品への依存

覚醒剤や大麻は違法薬物ですが、医師の処方する医薬品を服用しているうちに依存症に陥っていく場合もあります。もちろん、これらの医薬品は合法薬物です。薬物乱用の広がりによって、合法薬物と違法薬物の間の境界があいまいになりつつあるのです。

なかでも深刻なのは、精神に作用する向精神薬への依存です。たとえば、現在、日本で処方されている睡眠薬や抗不安薬の多くは、ベンゾジアゼピン系ですが、長く服用していると、薬物への依存が生じることがわかり、一部の薬品の使用上の注意を改定するように、厚生労働省は製薬会社に指示しました。

日本では欧米に比べ、この系統の薬の処方頻度が高く、いわゆる精神安定剤として漫然と処方されることも少なくありません。表面に現れた不安や不眠などの症状をやわらげるために、その症状の原因となっている根底の病理を見きわめずに、精神安定剤を投与する医師もいるからです。もっとも、それは対症療法にすぎないので、服薬をやめると、同じ症状がまた出てくることになります。また、精神安定剤の服用を中止すると、不安、不眠、焦燥感、ときには抑うつ感などの「離脱症状」が出現することもあるので、やめられなくなるのです。

実際、出勤や会議の前になると不安感や緊張感が強くなるため、精神安定剤を服用しないではいられない患者さんは多いようです。一流企業の役員クラスや学校の管理職の中にもいます。仕事で自分自身がよりよく機能したいために、薬の助けを借りて不安をまぎらわそうとするわけです。

「精神安定剤を服用している限り、不快な症状を感じずにすむのであれば、飲み続けていて何が悪いのか」という意見もあるかもしれません。精神安定剤は、抗うつ薬などと比べると副作用が少なく、規定の用量を守っていれば問題のないことが多いので、抵抗なく服用を続けている人が多いのも事実です。

ただ、精神安定剤の服用を「やめたくてもやめられない」患者さんを病院や診療所で数多く診てきた筆者としては、単に「心地よい依存」にひたっているだけではないのか、「処方箋に頼った幸福」ではないのか、と問わずにはいられません。

一方、社会問題にまでなったのが、リタリン（一般名：メチルフェニデート）です。リタリンは、中枢神経を興奮させる精神刺激薬で、一種の覚醒作用を持つために、ナルコレプシーの治療に用いられます。ナルコレプシーは、睡眠障害の一種で、昼間の睡眠発作を繰り返し、しばしば、夜間の睡眠障害、脱力発作、入眠時幻覚などを伴います。

リタリンは、かつて、わが国では、抗うつ薬では効果の不十分な難治性うつ病や遷延性うつ病に対しても保険適用が認められており、うつ病の治療にも用いられていました。ちなみに、リタリンは六〇ヵ国以上で販売されていますが、うつ病への適用を認めていたのは日本だけです。抗うつ薬だけでは症状がなかなか改善しない患者さんに投与し、その「覚醒作用」によって、元気を取り戻させようとしたわけです。

たしかに、リタリン服用によって、一時的に疲れがとれ、集中力も戻ってきたといううつ病の患者さんは少なくなかったのですが、その反面、依存を形成しやすい薬でもあります。リタリンを飲んでいる間は、何とか仕事や家事をこなすことができるのですが、そのうちに効いている時間が次第に短くなってきて、必要とする量がどんどん増えてきます。リタリンを飲まないと、起き上がることもできないほど、ひどいうつ状態に陥るので、医師に量を増やしてくれと頼むのですが、保険診療の枠内では限界があります。やがて、定められた用量の何倍もの量のリタリンを処方するように医師に要求して粘るようになります。かかりつけの医療機関ではリタリンを処方してもらえなくなると、いくつかの病院や診療所を渡り歩く「かけもち受診」も始まります。強い渇望ゆえに、リタリンを何とか手に入れようと奮闘するわけです。

リタリンの乱用が広がったのは、医師から処方されて依存症に陥った患者さんだけでなく、覚醒剤と似た快感を求めて乱用する「リタラー」と呼ばれる人々が増えたことにもよります。リタリンは、覚醒剤に構造がよく似ており、服用すると覚醒剤と同じように高揚感が得られるため、「ハイな気分を楽しむため」に服用する若者が、一九九〇年代後半から増加しました。「病院でもらえる覚醒剤」「精神科でもらえる合法ドラッグ」「合法覚醒剤」などと呼ばれて、ネット上でも販売されるようになりました。その結果、リタリン依存症が急増したのです。

「リタラー」の中には、リタリンを手に入れるために、うつ病を装って医師を欺いたり、処方箋を偽造したりする人々もいたため、大きな社会問題になりました。そのため、処方自体を規制する厳しい対応が必要と判断した厚生労働省は、リタリンを処方できる医師や医療機関を登録制にするなど、厳しい流通規制を始めました。医師の安易な処方に歯止めをかけるために、医療用麻薬並みの厳しい管理をする方針を打ち出したわけです。

ここに至るまでの経緯を振り返ると、医薬品への依存症は、違法薬物である覚醒剤などへの依存症より実は深刻なのではないかと思わずにはいられません。違法薬物を所持したり使用したりすれば、警察に捕まって処分を受け、専門的治療を受ける機会もありますが、合法薬物である医薬品の乱用や依存症は、よほどのことがない限り警察沙汰にはならないからです。その結果、多くの薬物依存症者が地下に潜り、ひたすら薬物に耽溺する生活を続けていくことになるのではないかと危惧します。

嗜癖——自己破壊的行為

依存症の対象が酒から薬物に、あるいはある薬物から別の薬物に移行することは少なくありませんが、移り変わる依存対象が薬物やアルコールばかりとは限りません。食べることや吐くこと（拒食症や過食症などの摂食障害）、買い物（買い物依存症）、インターネット（インターネット依存症）、ゲーム（ゲーム依存症）、パチンコや競馬・競輪などのギャンブル（ギャンブル依存症）、セックス（セックス依存症）など、さまざまな行為が依存症の対象になりうるのです。

こうした「薬物なき依存症」とでも言うべき病態が、最近とくに若者の間で増えており、「依存症」

にかわって「嗜癖（Addiction）」という概念が登場しました。嗜癖の語源はローマ法の概念であり、自分の負債を返済できない債務者に、自らの身体で支払うことを命じるものです。負債のかわりに奴隷になれ、あるいは債権者に隷属せよ、いわば、「借金返せないんだったら、身体で払え」という命令です。

嗜癖の患者は、自己破壊的な行動をやめたくてもやめられません。たとえば、摂食障害の女の子たちは、しばしば「過食の危機を避けるためにありとあらゆる努力をするにもかかわらず、食べてしまう際に感じる抵抗しがたい衝動」「そのとき食べ物が自分にとって唯一の現実になったという感じ」について語ります。

これは、アルコール依存症者が禁酒を誓いながら、つい酒場に入ってしまう、あるいは買い物依存症者やギャンブル依存症者が破滅の予感におののきながらも、ブランドショップや競輪・競馬場に足を向けずにはいられないという病理に通じるところがあります。実際、思春期に摂食障害に苦しんでいた女の子が、成人してから、アルコール依存や薬物依存、場合によっては買い物依存に移行することは、結構多いのです。

なぜ、今日、嗜癖がこれほどまで増えているのでしょうか？　その原因を、「自らの衝動をコントロールするのがきわめて困難」という個人の病理だけでかたづけてしまうことはできず、その背景に潜む現代社会の病理にも目を向けなければなりません。

たとえば、摂食障害は、「現代女性の同一性の矛盾」を表現する病的な手段の一つであるようにも見えます。「新たな成功の理想＝社会的に成功してキャリアウーマンとして認められる」と「期待される伝統的な役割分担＝妻や母の役割をこなし女として認められる」のはざまで、女性たちが揺れ動きながら均衡を保とうとする結果、摂食障害を発症することが多いからです。筆者は臨床経験から、競争が激しく、伝統的に男性が支配してきたような学校あるいは職場で、認められようとしてある時期まで必死に頑張ってきたような若い女性が摂食障害を発症しやすいという印象を抱いています。その背景には、成功への強い重圧があります。

摂食障害の女性は、優秀なことが多いのですが、完璧主義ゆえに現実の自分に対して低い自己評価しか持てず、自己愛が傷つきやすいようです。それゆえにこそ、自らの抱える空虚感や抑うつ感を、代償となる行為、つまり拒食や過食で埋め合わせようとするのです。そして、その行為が、傷ついた自己愛を補完し、抑うつ的な意気消沈から自らを守ってくれる限り、やめられません。たとえ、いかに自己破壊的であろうとも。

もちろん、成功への重圧がかかるのは、女性だけではありません。欧米先進国と比べて、男女の伝統的な役割分担の構造がいまだに根強く残っているわが国では、むしろ男性のほうこそ、その重圧をより強く感じているのではないでしょうか。それゆえにこそ、ギャンブル依存やインターネット依存も増えているのです。

また、欲望を肯定する自由で豊かな消費社会の中で、一見、個人の自己実現と成功の新たな可能性がかつてないほど提供され、推奨されているように見えますが、最近では同時に「自己責任」も強調されるようになり、自らの失敗の責任を自分自身で引き受けなければならなくなりました。その結果、競争に参加しながら負けた者は、自分に能力がないことを痛感させられます。そのとき直面するのは、自己愛的イメージと現実の自分とのギャップです。このギャップに耐えられず、酒や薬物、あるいは代償となる行為で埋め合わせようとする人々が増えています。

さらに、成果主義が浸透しつつある現在、負け組に落ちることへの不安や恐怖にさらされるようになりました。この不安や恐怖をまぎらわす手段として、アルコール、薬物、買い物、ギャンブルなどに溺れ、その奴隷になってしまう人々も少なくありません。いわば「行為への発散」に走るわけです。こうして、自己破壊的行為を繰り返す「嗜癖」に陥っていくのです。

したがって、依存症は、先に述べた「嗜癖」の語源通り、自由で豊かな消費社会に生きるわれわれに課せられた負債であり、自己実現と豊かさの交差点で「ツケを支払え」とわれわれに要求しているのです。まさに、「時代の病」にほかなりません。

【片田珠美】

第8章 気分障害——症状と病型

くずかご的診断名の「気分障害」

「気分障害」は国際的な正式名称なのですが、皆さんにとっては「うつ病」とか「躁うつ病」といった昔ながらの病名の方が馴染みがあってイメージがわきやすいかもしれません。われわれ精神科医も日常臨床の現場では、「うつ病」とか「躁うつ病」とかの名称を用いることが多いように思います。その方が患者さんに説明しやすいし、同僚とも議論しやすいのです。何でもかんでも、新しいほうが優れているとは限りません。

精神科医の中でも意見はいろいろと分かれるでしょうが、筆者は、精神科診療において、この「気分障害」ほど混乱をきたしている病気はほかにないと思います。後にも述べますが、一昔前は「うつ病」や「躁うつ病」のプロトタイプのようなものがあって、紹介状でその病名を見ると、漠然とではあれその患者さんのイメージが描けたものです。ところが今は違います。「診断：気分障害」と書いであっても、本文を読まないことにはどんな病状なのかまったくわかりません。「診断：気分障害」という紹介状冒頭部には何の情報もないということですね。しかも最近では、精神科以外の科の先生が心を病む患者さんを診療し、良くならないということで初めて精神科へ紹介されてくる場合が少なくないので、専門家でも診断の難しい「気分障害」では誤診が意外と多い（失礼な書き方をして申し訳ありません）のです。ですから筆者は若い医師たちに、不遜にも、「患者さんの紹介状に『診断：気分障害』と書いてあってもそれはあくまで参考するにとどめよ」と指導しています。

「気分障害」という病名においてこれほどの混乱が生じたのは何故でしょうか。大きな要因として三つ挙げることができると思います。

一つ目は社会の不安定さが加速度的な速さで進行しているということです。現代人は、価値観が多様化し、生活の基盤が揺らぎ、権威が失墜し、理念が消失し、社会の先行きが不透明で、どこをめざして生きていけばよいのかわからないという世界に生きています。精神疾患は世相を映し出す鏡のような側面を持っていますので、このような時代にあっては、「気分」という人間の心の基底のような部分は、大きく影響を被り、患者さんによってさまざまな障害を呈するものと考えられます。

二つ目は、成因論を徹底的に排する（一部、例外はあります）ことによって成立した、精神疾患に関する現在の国際診断基準（ＤＳＭ－Ⅳ－ＴＲ、ＩＣＤ－10）です。成因論を排除するということは、「この患者さんはもともとどんな性格でどのような人生を歩んできたのか」とか「どのようないきさつで心を病んだのか」という精神科診療にとって最も重要な情報を一切合財棚上げにするということです。そういうことはいっさい無視して「現在、どんな症状が存在しているのか」だけを○×式で勘定して診断しようとするやり方です。たしかにこのような診断方法に忠実に従うならば、老練の精神科医でも研修医でも診断は一致します。でもそれは「ハイ、見事に診断が一致しました。この患者さんは気分障害の○○○型です。チャンチャン！」で終わるだけで、治療にはまったく寄与しません。今の国際診断基準に、治療という観点はありません。ですから、「気分障害」の同じタイプとされるものの中に多種多様なものが含まれてしまうこととなりました。自分の浮気に悩んで気持ちが落ち込んでいる余裕のある有閑マダムと、一家を支えようと粉骨砕身働いて心がポキッと折れて気持ちが落ち込んでいる追い込まれた中年男性とが、国際診断基準で同じ項目を満たしているからといって、その二つがまったく同じ「気分障害」のわけがないでしょう。素人の方でもわかりますよね（いや、素人の方だからこそわかる、と言うべきなのかも知れませんが）。なお、成因論を排したがために治療に資するものにはならなかったという反省から、これらの診断基準の見直し作業がすでに始まっています。

三つ目は安易な抗うつ薬の処方です。副作用が少ないとの触れ込みで、ＳＳＲＩやＳＮＲＩという新規抗うつ薬が爆発的に処方されるようになりました。それまでは精神科以外の医者は、抗うつ薬には慎重な態度を取ってあまり手を出そうとしなかったのに、この「副作用の少なさ」という魅力に取り付かれて処方するようになりました。精神科以外の医者に処方を促したのは製薬会社の完全な戦略的勝利でした。実際には、ＳＳＲＩやＳＮＲＩにもそれなりに注意すべき副作用はありますし、現代の気分障害の多くには「抗うつ薬を飲んで休息さえしていればうつは完治する」という法則は通用しないにもかかわらず、これらの新薬の登場によって一般人の抗うつ薬への心理的敷居は低くなりました。その結果「失恋して、うつ気分が長引いているような正常な悲哀状態にある人」が抗うつ薬を自ら求めてクリニックや病院を受診するようになりました。抗うつ薬は病的うつの患者さんには是非とも必要ですが、正常心理としてのうつの範囲内の健常者には無意味などころか、かえって薬物が悪さをします。こうやって病的うつでない人までが「気分障害患者」とされてしまう（また、それを自ら望む人も少なくありません）という事態が起きているのです。

主として以上三つの理由によって、「気分障害」の診断と治療は混迷をきわめています。正常心理範囲内のうつでさえ、「気分が落ち込んでいます、意欲がわきません、疲れやすいです、眠りにくいです」などという陳述さえあれば、それだけで「気分障害」に含められてしまったり、また、たとえ精神疾患であっても、本質的には気分障害でないのにもかかわらず、表面的な診断で「気分障害」というレッテルを貼られてしまうことも多々あります。このように、何でもかんでもが「気分障害」とされてしまう傾向が顕著に強まる一方であって、その意味において「気分障害」はいまや「くずかご的診断名」に堕してしまっているのです。

●●●「うつ」と「躁」の奇妙な関係●●●

「気分障害」の症状を理解するためには「うつ」と「躁」という対極にある二つの病的気分を把握しておかなければなりません。この「うつ」と「躁」は、意外と混同されていますし、また、この両者の奇妙な関係については一般の方はほとんどご存知ないはずです。

「うつ」の症状と「躁」の症状にはいろいろとありますので、まずはこれらの本質を、まるで経文のようになりますが、いくつかの漢字で表現してみましょう。

うつ：暗、寒、冷、静、低、小、重、遅、止、弱

躁　：明、暑、熱、動、高、大、軽、速、動、強

これらが頭に入っていると、「うつ」の諸症状がいかなるものか自ずから理解できます。即ち、気分が重い、意欲が出ない、関心が失われた、疲れやすい、思考が遅い、不安が強いなどです。「躁」の諸症状も同様です。気分が爽快、意欲はあり過ぎ、何でも関心が持てる、何をしても疲れを感じない、イライラが強いなどです。診断基準を読んでいちいち覚えなくても、右記の漢字が頭に入っていれば、その症状が「うつ」によるものなのか「躁」によるものなのか一目瞭然です。さて、次の中年男性患者さんの言葉に耳を傾けてみましょう。

気分が重くて、何をやる気も起きない。やらなければならないとわかっているけれども、体が疲れやすくて言うことを聞いてくれない。以前に楽しめていた趣味にも興味が持てなくなってしまった。食欲も性欲もないし、体重は減っていく一方。このままでは一体どうなるのかという不安、どうにもならない自分に腹が立ってイライラする気持ちも相当強い。何かを考えても

頭の回転が鈍くて、同じところを堂々巡りをしている。夜も眠れない。こんな役立たずの自分なんていなくなってしまった方がいいのではないかという気になって、死にたくなって何度か自殺を考えた。

どれをとっても、典型的な「うつ症状」……とあなたは考えましたか？　もしそうなら、誠に失礼ながら、あなたは少し注意不足です。もう一度、患者さんの言葉をていねいに読んでみて下さい。一つだけ、本来は「うつ」からは発生し得ないものが紛れ込んでいるでしょう？　そうです。ここには「強いイライラ」という「躁的成分」が混入しています。

これが「うつ」と「躁」の奇妙な関係の一つ目です。一〇〇％「うつ」と見えるような状態にも必ず少しは「躁」が混入しており、例は挙げませんが、その逆もまたしかりで、一〇〇％「躁」と見えるような状態にも必ず少しは「うつ」が混入しています。換言するなら、「純粋うつ」や「純粋躁」は存在しないということです。比率として「うつ成分」が勝っている場合に、われわれはうつ病、うつ状態、うつ病エピソードと呼び、「躁成分」が勝っている場合に、われわれは躁病、躁状態、躁病エピソードと呼んでいるのです。

次の女性患者さんの言葉に耳を傾けてみましょう。

気分は重くて何もやる気は起きないのに、一日中イライラして、家の中を歩き回っている。頭の中ではあれこれと考えるけれども、集中力がなくて次から次へと考える内容が変化する。自分にも腹が立つし、自分のことをわかってくれない夫にも腹が立つので、泣き叫んだり、罵倒したりして、家の中は無茶苦茶。もう死んだほうがまし、とか思ってしまう。これは一体何でしょう。「うつ症状」と「躁症状」の両方がどちらも半分ずつぐらい認められますね。このように「うつ」と「躁」の両方が拮抗しているような場合を「躁うつ混合状態」と呼びます。ここから、「うつ」と「躁」の奇妙な関係の二つ目が浮び上がってきます。それは、「うつ」と「躁」は対極の位置にありながら、決して中和することがないという点です。考えてみれば、不眠とか体重減少などの症状は「うつ」と「躁」に共通して見られます。「うつ」と「躁」とはその出自は同じなのかもしれません。根本的には同一のものでありながら、現象形態として姿を現すときには真逆のベクトルを与えられるのが「うつ」と「躁」なのではないでしょうか。もともとには同じものであるからこそ、どちらかが単独で出現することはないし、同時に出現しても中和することがない。こういう考え方は昔からあって「躁うつ一元論」と言われています。果たして「躁うつ一元論」が正しいか否かは別として、「うつ」と「躁」のこの奇妙な関係はしっかりと押さえておかねばなりません。こんなことを書くとイスラム教徒の方に批判されるかもしれませんが、「うつ」と「躁」の関係は、「スンニ派」と「シーア派」の関係に喩えられるように思われます。「スンニ派」も「シーア派」も、どちらもイスラム教という意味では根っこは同じです。そして、イスラム圏には、国民の一〇〇%がスンニ派とか一〇〇%がシーア派という国はありません。どの国もそれぞれの比率で混ざっています。また、彼らが和解することは難しいですね。スンニ派とシーア派が半々の国が中和して平和であるということはありません。こういう国は「躁うつ混合状態」に相当し、その政情はきわめて不安定です。

気分障害の症状面での分類

気分障害の国際的分類が、その症状面だけをとらえた便宜的・表層的なものにすぎないことについてはすでに述べたとおりです。表層的とはつまり、目に見えるものだけで判断するということであって、熟練した精神科医でも研修医でも診断としては確かに一致しますが、治療という医療本来の目的には何の役にも立ちません。

この本は専門家向けではなく一般読者を対象にしていますので、あまり細かいことをくどくどと書いても仕方ありません。そこで、大雑把ながらもその全体像は何となくつかめるような記述とします。「うつ」と「躁」の症状については、先ほど挙げた漢字を思い浮かべていただくと、難なく理解できると思います。抑うつ気分、意欲低下、思考の緩慢・制止、関心興味の喪失、疲れやすさ、不眠、性欲低下、食欲低下、体重減少、希死念慮などの複数の項目がある一定の期間（国際診断基準では二週間とされています）以上持続すると「うつ病エピソード」ということになります。その逆、つまり爽快気分、自信過剰、多弁・多動、イライラ、怒りやすさ、散財、不眠、まったく疲労を感じない状態などの複数の項目がある一定の期間以上持続すると「躁病エピソード」ということになります。さて、これらが前面に出てくる気分障害は、症状面ではどのように分類できるのでしょうか。

①「うつ状態」ないし「躁状態」の重篤さはどの程度であるのか。たとえば、「うつ状態」であるならば、一日中まったく布団から出られなかったり、自殺を決行するほどの重いレベルにあるの

か。あるいは、あくまで「軽うつ」にとどまっており、本人は苦痛を感じてはいるものの、何とか登校や通勤ができる程度のものであるのか。また、「躁状態」の場合なら、夜中にもかかわらず知人や同僚の自宅へ電話したりなどして迷惑行為が甚だしく強制入院を余儀なくされるほど重いレベルにあるのか、あるいはあくまで「軽躁」にとどまっており、少しテンションが高めで行動的・積極的で仕事の能率はむしろ普段よりは高いという程度のものなのか（この「軽躁」は、その状態であるがゆえに仕事の効率が上がるなどの効用もあるので、なかなか「病的」とは気づかれにくく、精神科医も用心しないと見落としてしまうことがあります。なお、「軽躁」については後に再度取り上げます）。

② 「（軽）うつ状態」ないし「（軽）躁状態」がどのくらいの期間持続しているのか。気分障害というのは基本的にはリズムの病気なので、ある期間症状が持続すると、自然経過として元に戻るのが本性であるはずなのですが、中には、再発を繰り返すたびに病期が長くなってくる場合があります。また、発病初期から「軽うつ状態」が二年以上も続く（国際診断基準では「気分変調症」と呼んでいます）というのもあり、これなどは、あまりに病期が長すぎますので、本当に気分障害と見なしてよいのかどうか疑問が残ります。いずれにせよ、病期の持続期間は分類の一つの指標となります。

③ 一回の発症で終わるのか、再発を何度も繰り返すのか。

④ 「（軽）うつ状態」の病期しか存在しないのか、あるいは「（軽）躁状態」の病期もあるのか。

最近の知見では、「（軽）うつ状態」だけというのはきわめてまれで、よく観察すればたいてい「（軽）躁状態」の病期が、どこか別の時期に出現している、あるいは「躁うつ混合状態」として「うつ状態」に混入しているというのが明らかになっています。

気分障害の構造的な分類

構造的とは本質的とも言い換えられます。表層に現れている症状がまったく同じでも、それを産出させている構造はまったく異なっている、あるいは症状の出方はまったく違っているのに、その構造は非常に類似している、という事態は精神疾患の領域ではよく見られることです。本質ないし構造が何故重要なのでしょうか。それは、そこをしっかりと押さえることが治療の成否に関わってくるからです。本質や構造は簡単には見えてきません。症状に覆われて見えにくいこともしばしばあります。症状は病気の本質をあらわにすることもあれば、それを隠蔽することもあります。精神疾患における症状のこの二重性をしっかりと理解しておいて下さい。それでは、構造に即した分類の一例を示しましょう。

①　精神病としての気分障害

精神病と神経症との違いについては、第2章に詳しく解説してありますので、そこを丹念に読んでみて下さい。フロイトは「喪とメランコリー」という論文の中で、「メランコリー者は、自分が何を失ったのか知らない」と書いています。母子が二者関係から子、母、父によるエディプスの三者関係に移行する前に、子と母との分離が成功しないと、子と母との密着が生じ、患者はうつ病発症契機に際してこの固着点（口唇期）へと退行します。ある仕事人間が口唇期に固着点を持っているとすると、彼は仕事と完全に同一化しており、自我からの対象（仕事）からのリビード（きわめて難しい概念ですが、ここでは一応、愛情エネルギーのようなものだと考えておいて下さい）備給は自我自身への備給になっています。彼が仕事を失って、仕事からのリビード撤収を開始すると、それは必然的に自我からのリビード撤収をも引き起こすことになり、自我は空虚になってしまうのです。非常に根の深い気分障害だと言えます。

② 神経症としての気分障害

口唇期を無事通過して、自我にとっての対象が出現すると、エディプスの三角形の形成とその抑圧が次の課題となります。そこでの失敗が生じると、肛門期ないし男根期に固着が起きますので、そういう人は人生の危機に際してその固着点への退行を起こす場合があります。どこへ固着しているかによって、発症する神経症の型が決まってきます。たとえば肛門期への固着者は強迫性障害（強迫神経症）を、男根期への固着者は転換性障害（転換型ヒステリー）や解離性障害（解離型ヒステリー）に罹患すると言われています。そういう時期への固着者が症状として「うつ」を呈してくる場合も当然あるわけであって、そのような気分障害は、①より根は浅いと言えますが、薬物療法への反応は一般的に不良ですし、無意識を探索し幼児期の想起にまで遡るという作業が必要になるので治療はなかなか厄介です。

③ 悲哀反応としての気分障害

非常につらく悲しい出来事の後、さまざまな「うつ症状」が何ヵ月もあとを引いて残る場合がありますが、これらは基本的には、自然に治癒していく類のものなので、余程症状が強くなければ、安易に抗うつ薬など投与せずに経過観察すべきです。

④ パーソナリティ障害に合併する気分障害

「合併」という言葉を用いるのが適しているかどうかはさておき、パーソナリティに著しい偏りを持っている人に、「うつ」を訴える人が非常に多いのは事実です。これらの人々においては、「安定した治療関係の構築がそもそも困難であること」と「抗うつ薬への反応不良性」から治療に難渋する場合がしばしばあります。

⑤ 他の病気の症状として、あるいは薬の副作用として出現する諸々の気分障害

アルツハイマー型認知症、パーキンソン病などで「うつ症状」が出現したり、慢性肝炎の治療に用いられるインターフェロンで「うつ症状」が出ることもあります。

【芝　伸太郎】

第9章 気分障害——症例と経過

気分障害とはいかなるもので、どのような種類があるのかを知っていただくためには、いくつかの例を示すのが最適でしょう。診断には症状面をとらえたものと構造的なものがありますので、その両方を併記します。前者は現在の国際診断基準によるもので、後者は従来の古典的診断であると考えていただいて構いません。症例提示に際しては、プライバシーに配慮する必要がありますので、これまで私が経験してきた多くの症例をミックスして、架空のものをこしらえることとしました。

精神病圏の気分障害で、かつ古典的なタイプ

直江兼続さん、男性四〇歳、国際診断：大うつ病、従来診断：メランコリー親和型うつ病

真面目、実直、誠実、几帳面、仕事熱心、人との和を尊ぶ、責任感が強いという病前性格（こういう性格を、メランコリー親和型性格と呼びます。ドイツの著名な精神病理学者であるテレンバッハの

命名です）を有す。紳士服会社に勤務。妻と三人の子どもを養っている。真面目な勤務態度が高く評価されて、半年前にヒラから課長に昇進。初めて部下を持つこととなり、当惑することが多くなる。上からの指示を受けて、部下に仕事をうまく分配することが下手で、自分ですべての仕事を背負い込んでしまうことが多くなった。次第に、抑うつ気分、意欲低下、不眠、食欲低下、疲れやすさを自覚するようになったが、本人は「自分の努力が足りないためだ」と思い込んでいた。状態は悪化の一途をたどり、仕事上で簡単なことでも理解・実行できなくなり、異変に気づいた上司と妻のすすめで、いやいや精神科クリニックを受診。「うつ病」との診断を受け、抗うつ薬の投与を受けて三ヵ月の病欠を命じられた。典型的な「昇進うつ病」である。病欠中に完全に元の状態に戻り、三ヵ月後に復職。「自分で背負い込みすぎるな。頑張りすぎるな」と上司は注意を繰り返しているが、本人の働き方には一向に変化がなく、いつも全力疾走である。「このままでは、いずれ再発する」と主治医も通院のたびに本人に注意している。

羽柴秀吉さん、男性五六歳、国際診断：双極Ⅰ型障害、従来診断：執着性格型躁うつ病

真面目、実直、誠実、几帳面、仕事熱心、人との和を尊ぶ、責任感が強いというメランコリー親和型性格に、物事に執着する、場合によっては我を通すという面も兼ね備えている執着性格（日本の著名な精神病理学者である下田光造の命名です）の人間であり、飲食業の会社に勤務していた。三〇歳代後半から四〇歳代までに、うつ病エピソードで三回の病欠をしている。病欠期間はいずれも三ヵ月

以内である。五〇歳になったのを契機として独立。人脈は広く、人からの信頼感も厚く、レストラン事業はトントン拍子に成長。五五歳の時点では、関西に三〇店舗を展開していた。五六歳時、三一番目の店舗をオープンしてから、以前と同じような症状（抑うつ気分、意欲低下、食欲低下、不眠）が出現して、通院を久しぶりに再開。抗うつ薬を服用しはじめて回復基調に乗ったが、内服を始めて一ヵ月ほどすると、多弁、多動となり、取引先に理不尽な要求を突きつけてもめ事を起こしたり、夜中に親族宅に電話をかけたり、まだ計画途上であるのに三二番目の店舗を無理やりに開店させようとしたりなどで、「このまま放置すれば、周囲に多大な迷惑をかけ、会社そのものが潰れてしまう」との判断から、妻の同意を得て強制入院となり集中的な治療が行われた。抗うつ薬を中止して、気分調整剤と呼ばれる薬（躁にもうつにも有効とされている）を中心とした処方に変更。易怒的で治療スタッフへの攻撃性も激しかったが、治療に反応して徐々に沈静化し、入院四ヵ月で退院となった。今も気分調整剤を服用しながら仕事に打ち込んでいる。

直江兼続さんや羽柴秀吉さんは、三〇年くらい前であれば、気分障害の典型例でした。病前性格と病気とが綺麗に対応しており、いつから発病したかが明白で、気分の波をサインカーブのように図示することができます。治療への反応も良好で、三ヵ月くらいで、元の状態へ戻ります。元気になってしまうと、何事もなかったかのように、以前と同じようにがむしゃらに頑張るのも大きな特徴です。

一つ覚えておいていただきたいのは「躁症状」の出現時期です。躁うつ病の患者さんで、最初から「うつ」と「躁」が交互に現れる場合もありますが、圧倒的に多いのは、何度か「うつ病相」が出現した後で初めて「躁病相」が顔を出すというパターンです。最初から「躁病相」から始まるケースは非常に少ないとされています。

精神病圏の気分障害で、最近増えてきているタイプ

淀　君子さん、女性二六歳、国際診断：双極Ⅱ型障害、従来診断：うつ病？　パーソナリティ障害？

この双極Ⅱ型障害が、とりわけ若い女性の間で増加してきているのは疑いのない事実です。従来診断で、うつ病？　パーソナリティ診断？　とあえて併記したのは、そのような誤診が過去には数多くなされてきたであろうと推察してのことです。この双極Ⅱ型障害で鍵を握るのは「軽躁症状」です。この「軽躁症状」は見逃されやすく、そのために誤診が生じがちなのです。「躁とうつの奇妙な関係」では、一度に説明すると話がこんがらがってしまうのであえて控えたのですが、この「軽躁」と「躁」の間にも奇妙な関係があるのです。まあ、説明は後でゆっくりするとして、まずは淀君子さんの病歴を見てみましょう。

発病時期はいつかはっきりとわからない。高校くらいから今のような気分の波はあったように思う。数日間、すごく元気な時期がある。楽しくて仕方なくて、よくお喋りして、友達ともずっと夜中じゅう遊んだりしても、疲れを感じない。「ちょっと、テンション高すぎと違う？」と何人かの友人に指摘されたことがある。でもそれが過ぎると、反動が来るのか、気分がドスンと落ち込んで何をする意

欲もなくなる。自分の生きている意味とかがわからなくなって「死んでしまいたい」と強く思う。それでリストカットをしてしまったり、クリニックでもらった薬を大量に飲んでしまったりする。就職してからも同じことが続いている。責任感が強くて頼まれるといやとは言えず、何でも仕事を引き受けるが、テンションが高いときには集中力も増して、あれもこれも同時にしかもきちんとこなすことができる。でもそれが終わるとまた地獄のような「うつ状態」に陥ってしまう。その繰り返し。

人に気を使って、責任感が強いところなどはメランコリー親和型によく似ています。しかし症状の出方がかなり違います。「軽躁期」が何日か続いてから「うつ病相」にストンと落ちます。この「軽躁症状」は「躁症状」を薄めただけのようにも見えますが、決定的な違いがあります。「軽躁期」では集中力が普段より増して、勉強や仕事の効率がグンと上がったりする場合があるのに対して、「躁状態」でそういうことはありえません。「躁状態」では注意は散漫となり意識は次から次へと別の対象へと移りますので、シッチャカメッチャカになるだけで、プラスになることは絶対にありません。ところが「軽躁状態」ではそれが生産的に作用して本人に益をもたらす場合がありうるのです。そう考えると「軽躁」と「躁」とは連続体をなしてはいながらも、そこには何らかの質的断絶があると考えざるをえません。この点に関してはさまざまな学者がいろいろな学説を提唱していますが、いまだ統一された見解には達していません。

君子さんが「自分の存在意義」を手にすることができずに、ある種の「空虚感」に苦しんでいることも注目すべき所見です。メランコリー親和型うつ病患者や執着性格躁うつ病患者には、このような実存的な苦悩は無縁です。双極Ⅱ型障害患者は、その苦しみゆえに、リストカットや大量服薬という行動化に走りがちなのです。

「軽躁状態」は本人も周囲の人間も異常な気分状態なのであると認識することは少ないので、自発的に医者に報告することはまれです。したがって「軽躁状態」は一般的に見落とされやすく、そこが把握されなければ、単に「うつ病」という診断がつけられてしまいます。また、リストカットや大量服薬という行動面にばかりとらわれると、そういう行動化を起こすパーソナリティ障害（とりわけ、境界性パーソナリティ障害）と誤診されてしまいます。

双極Ⅱ型障害は、精神病であることはまず確実でしょうが、その疾病論的位置づけ（古典的な気分障害との構造的な位置関係はどうなっているのか）についてはまだ不明です。治療についても悲観的な見方が優勢です。その病理構造と治療法について優れた論考は散見されますが、精神科医の共通了解となっているような知見をわれわれはまだ手にしてはいません。今後の精神医学における最大の課題の一つであります。

精神病圏かどうかはっきりしないが、最近増えている気分障害

毛利輝元さん、男性三〇歳、国際診断：大うつ病、従来診断：抑うつ状態？

幼少時から、困難に直面すると、回避する傾向が強かった。大学受験のときも、受験戦争から逃げ

るために、推薦入学で、本意ではない大学に入学した。卒後、無難なところに就職したが、数年たってこれまでに経験したことのない仕事を任されて、一気に仕事をするのがいやになり、出社拒否となった。疲れやすさ、抑うつ気分、意欲低下、食欲低下、不眠などの症状が一ヵ月以上持続していたため、国際診断基準では一応「大うつ病」という診断になる。ただし、本人には自責的、内省的なところはまったく見受けられず、「経験したことのない仕事をさせようとした上司が悪い」という言い方をする。会社としては、勤続年数が伸びるにつれて、全社員に新たな課題を与えるので、毛利さんだけに酷な仕打ちをしたわけではまったくないのだが、このまま退職となっても、「会社側が退職するように本人を追い込んだなどと誤解されるのもまずい」と、特例として、本人に新しい課題を与えることを断念。その決定を聞いた毛利さんは非常に喜び、症状は完全に消失し、きちんと出社して仕事に励むようになった。

一般人の感覚でとらえるならば、「自分の嫌な仕事を任されて、もともとの回避的な性格から気分が落ち込んだだけで、自分の希望がかなえられると嘘のように元に戻る。これは本当に病気のうちに含めてもいいのか？」という印象になろうかと思います。確かにそのとおりで、従来診断ならば判断に苦慮する症例です。従来診断に?を付したのは、筆者ならとりあえず「抑うつ状態」という状態像を仮の病名にしておいて、その後の経過をじっくりと追って診断を絞り込んでおくだろうと考えたからです。これは医師によって診断が分かれるものと思われます。ところが、国際診断基準では、二週間以上ある一定の数以上の診断項目を満たしていれば、迷わず「大うつ病」と呼ぶ取り決めになっているのです。その間の症状が、「大うつ病」の診断基準を満たすほど重篤ではなく、軽い抑うつ、不安、イライラなどが認められる程度であれば、国際診断基準では「適応障害」ということになります。余談になりますが、精神疾患で勤務先に病欠の診断書を提出する際、「うつ病」であれば、上司は本物の病気だとして扱ってくれますが、「適応障害」として出すと、「仕事が合わないので単に不適応を起こしているだけではないのか、異動は勤め人にとって避けては通れない宿命、ほとんどの部下は努力して適応するのに、こいつだけは努力もせんと逃げやがって！」というような感じで、詐病とまではいかないまでも、「意図的に病気に逃避しようとしている」というようなとらえ方をされてしまう傾向が最近は認められます。精神医学の観点からすれば、適応障害は決して詐病ではありません。しかし、こういう風に上司がぼやきたくなる気持ちも、一般人の感覚としては、理解できないこともありません。異動のたびに何らかの精神症状が出現して病欠する人は、精神的に脆弱であると言えるとは思います。ところが、この「生来の脆弱性」ということがまた大問題なのです。精神疾患発病は、「生来の脆弱性」と「ライフイベント」の二つの量の掛け算の結果としての「積」で決まるものとするならば、「ライフイベント」がどんなに小さくても、「生来の脆弱性」がとてつもなく大きければ必ず発病することになります。そうすると、そういう症例では、発病の原因を「ライフイベント」に帰せしめることが非常に困難になるわけです。もうお察しのこととは思いますが、私の念頭にあるのは労災です。多少過重な労働をしても「生来の脆弱性」が小さい人はまったく平気でしょうし、逆に「生来の脆弱性」が大きい人はすぐに発病してしまいます。「生来の脆弱性」なるものが本来数量化できるものではないし、ましてその平均値など定義できない以上、発病の責をどこまで労働側に負わせるべきなのかというのは、非常に難しいわけです。司法ではすでにいくつかの判例があって、司法としての判断基準はあるのでしょうが、精神医学的に考えると、なかなかそう簡単に答えの出せる問いではないのです。いわゆる心的外傷後ストレス障害（PTSD）でも、精神医学的には非常に難しい問題をはらんでいます。なぜならば、死ぬような危険な体験を同じようにしていても、実際にはPTSDを発症しない人の方が圧倒的に多いからです。一〇〇％「ライフイベント」に発病の責があると思われがちなPTSDのような疾患でさえ「生来の心的脆弱性」が深く関与しています。このあたりが大変興味深くまた謎の多いところです。

パーソナリティ障害に合併する気分障害

徳川家康さん、二五歳、男性、国際診断基準：自己愛性パーソナリティ障害＋大うつ病、従来診断：人格障害を基盤とした抑うつ状態

工学部の大学院を卒業して大手企業に就職した。就職して間もなく同僚や上司と軋轢を起こすことになる。高校生の頃から、かなり特異なパーソナリティであることは周囲に知られていた。自分は特別に才能があると思い込んでおり、将来的にはノーベル賞も夢ではないとの自信がある。その才能を賞賛されることを常に周囲に望み、望みどおりの賞賛が受けられないと、激怒したり、落ち込んだり

する。自分をヨイショしてくれない人物とは関わりを持とうとしない。またそういうヨイショしてくれる人物を自分のために利用しようとするずる賢い面がある。「僕は自分自身がとても好きで誇りに思う」とまで豪語する始末で、親友と呼べる人間はいない。学生時代も、そういう彼を嫌う学友がほとんどであった。それなりの学業成績はあったので、大手企業に就職できたのであるが、仕事を与えられると「こんな低レベルの仕事は自分がするべきでない」と難色を示し、自分の才能を素直に認めて特別待遇として「もっとハイレベルの仕事を与えてほしい」という無茶な要求を上司にする。「会社の制度上、そういう特別な取り計らいは難しい」と直属の上司がたしなめると、さらにその上の上司にまで直訴しようとする。どうやっても自分の要求が通らないことが判明すると、激怒し上司を罵倒して、その後、ひどい抑うつ気分、意欲低下、疲れやすさ、食欲低下、不安、不眠が出現。精神科を受診して「うつ病」の診断書を会社に提出して、長期病欠に入った。さまざまな治療にもかかわらず、病状は一向に改善せず、家族も会社も困り果てている。

パーソナリティ障害については後の章で別個に取り上げますので、ここでは詳しいことは述べません。高校生の頃から、かなり偏ったパーソナリティ（人格）を有していることは明らかで、そういう特異なパーソナリティの人が、自尊心を満足させてくれるような自分の要求が通らないことを契機として、抑うつ状態に陥ったものです。従来診断では、「人格障害者が呈した抑うつ状態」となるものと思われます。これは、本来的なうつ病の経過ではなく（直江兼続氏や羽柴秀吉氏と比較すると一目瞭然です）、偏移した人格の持ち主が状況反応的に抑うつ状態になったのだ、という解釈です。ところが、これも、国際診断基準に照らせば、「大うつ病」と診断されるので、自己愛性パーソナリティ障害と大うつ病の併記ということになります。この併記という診断方法は従来診断ではほとんどなされていませんでした。国際診断基準によると、「病気」と「パーソナリティ障害」は別次元のものと見なされる（こういう診断の仕方を多軸診断と呼びます）ので、併記して一向に差し支えありません。このような診断基準を用いると、ありとあらゆる心の異常に対して必ず診断がつくことになって、その意味では非常に便利です。

「いかなる状態像に対しても、多軸診断すなわち併記診断を用いることによって、必ず診断をつけることができる」という意味では確かに国際診断基準には有用性があります。しかし一方で多軸診断の陥穽には用心しておかなければなりません。それは併記した途端に、それら併記された診断同士の内的関連性についての洞察が停止するということです。「自己愛性パーソナリティ障害」と「大うつ病」とを併記しました。それらは別次元のものとされてはいますが、本当に別次元だとして簡単に処理してしまっていいのでしょうか？　もしかしたら、これらにはどこか深部で構造的な結びつきがあるのではないでしょうか？　もしそうであるなら、併記診断してハイ終わり！　で済ますわけにはいかないのではないでしょうか？　こういう疑問を抱いて考察するという作業は臨床的には是非とも必要と思われるのですが、国際診断基準はその考察にストップをかけるのです。多軸診断は画期的であり、たしかにそれでしか診断できない症例も存在はするでしょう。しかし、医学一般の診断は、原則として「一元的に現在の症状すべてを説明できないか」という方向をめざすべきなのです。糖尿病が重篤化すると腎臓の血管が障害されて、蛋白尿が出ることがあります。これなどは内科では「糖尿病とそれによって将来された二次的腎障害」と二元的にとらえるわけであって、「糖尿病」と「腎臓病」の合併というような二元的な解釈はしません。まずは一元的に（つまりは一つの疾患で）説明できないかを考え、それが無理なら二つ以上の別個の病気の合併を疑うのが、診断の王道なのです。これは精神科でもまったく同じだと思います。

さて、余談もかなり含めましたが、これで気分障害のいくつかの症例を具体的に示しました。気分障害がいかに異種混合で、さまざまなタイプがあるのかがご理解いただけたことと思います。実際にはもっといろいろとあるのですが、頁の都合でこれ以上は盛り込めませんでした。次章では、予後と治療について簡単にご説明しましょう。

【芝　伸太郎】

第10章 気分障害——予後と治療

気分障害はどのような経過をとるのか（これを医学用語で「予後」と呼びます）

気分障害と称される一群が、その症状面では似通っているのとは裏腹に、構造的には実にさまざまなものの混在であることは、これまでの記述で十分ご理解いただけたであろうと思います。構造的に異なっているわけですから、その予後や治療法も、必然的に、それぞれの気分障害によって異なることになります。したがって、その予後や治療を気分障害ごとに個別説明していると、とてもこんな分量では足りませんので、ここでは、気分障害の予後についての一般的な予後と、治療法のいくつかについてご紹介することといたしましょう。

まず、予後について述べます。近代精神医学の父とも呼ばれるエミール・クレペリン（一八五六～一九二六）は、二大精神病論を構築しました。彼は数多くの精神病を、慢性に徐々に進行しやがて人格の荒廃に至る「早発性痴呆」と循環性に悪化と回復を繰り返す「躁うつ病」とに大別しました。完全には一致しませんが、早発性痴呆は現在の統合失調症に、躁うつ病は現在の気分障害に相当すると考えていただいて結構です。その後、クレペリンの分類にはさまざまな修正、批判、訂正などが後代の精神科医たちによって行われてきました。たとえ、クレペリンを全否定するような学説でさえ、それはあくまでもクレペリンの考え方がたたき台になっているわけで、後代の精神科医たちは、クレペリンという北極星を中心として回るあまたの星であったという言い方ができましょう。

さて、クレペリンは早発性痴呆を「最後には人格荒廃に至る進行性の予後不良疾患」としていたのに対して、躁うつ病については「悪化しても自然に元に復する予後良好疾患」としていました。その予後論は、その後、統合失調症や気分障害にも引き継がれ、前者は予後不良、後者は予後良好と見なすのが従来の理解でした。

しかし、現代では、この見解は否定されています。統合失調症でも、治療によって寛解に入り、普通に社会適応していく人が少なくありませんし、逆に、治療しているにもかかわらず何年も抑うつが改善しなかったり、躁とうつの間を目まぐるしく移行するばかりで正常な気分状態に落ち着くことがない気分障害が決して少なくないことが、長年の臨床経験の中で明らかになってきたからです。最近の傾向として、統合失調症はどんどん軽症化して社会復帰を果たすのに対して、気分障害は治りが非常に悪くなってきているというのは、どの精神科医も実感しているところです。笠原嘉先生という臨床精神医学の大御所がおっしゃった「うつ病は心の風邪」という人口に膾炙した啓蒙的フレーズがありますが、これには功罪両面があります。功はうつ病への偏見をなくして精神科診療の敷居を低くしたということであり、罪は「うつ病は、早期発見・早期治療さえすれば、簡単に治ってしまうのだ」という誤ったメッセージを一般人に発してしまったということです。もっとも、この罪の面を強調して笠原先生を批判するのは愚かしいことです。なぜならば、笠原先生がご活躍されていた頃の気分障害の主流は、直江兼続氏（前章）のようなメランコリー親和型うつ病や羽柴秀吉氏（前章）のような執着性格型躁うつ病が主流であり、たしかにこれらの古典的なタイプは、服薬と休息で簡単に治ることが多かったからで、それらはまさに「心の風邪」と呼ぶにふさわしいものでした。今ならどういう表現がピッタリと当てはまるでしょうか。徐々に肺胞が潰れていって呼吸が苦しくなっていく呼吸器疾患をCOPD（慢性閉塞性肺疾患）と言いますが、さしずめ現代の気分障害は「心のCOPD」といった感じでしょうか。それぐらい難治性が多いのです。

気分障害の治療その１：薬物療法

「うつ」に効く抗うつ薬と、「躁」と「うつ」の両方に効く気分調整剤が主役となります。SSRIやSNRIといった新しいタイプの抗うつ薬があって、昔からある抗うつ薬と比べると口渇、便秘、眠気、だるさなどの副作用が少ないということで、一時非常にもてはやされましたが、最近はそういう風潮に逆風が吹き荒れています。新薬にはたしかに従来薬のような副作用は少ない。しかし、新薬には新薬の副作用（たとえば、攻撃性が高まることがあるなど）があるわけで、新薬が必ずしも従来薬より優れているとは言えません。私は新薬を過度に称賛する態度も、過度に非難する態度もどちらもが間違っていると思います。新薬の開発自体は喜ばしいことです。しかしそれは新薬が優れているからではなくて、薬物療法の選択肢が増えたという意味においてです。いずれにせよ、抗うつ薬というのは飲むとかえって厄介な副作用が出たりする場合が少なくなく、処方に慎重にならざるをえない薬です。とりわけ、最近は軽躁成分を持っている気分障害が増えていますので要注意です。新薬には鎮静の副作用が少ない分、従来薬よりも焦燥感やイライラを惹起しやすいからです。

今後、気分障害の主役を担うのは気分調整剤、あるいは非定型抗精神病薬（幻覚や妄想を軽減させる抗統合失調症薬の中で、近年開発・発売された新しいタイプのものを指します。ところがその後、これらの薬が気分障害にも効果を発揮することが実証され、欧米ではその多くが、気分障害の薬としても使用されているのです）になることは必至です。まずはこれらの主剤を処方して、それでもう少し抗うつ効果を高めたいときに、補助的手段として抗うつ薬が追加されるという順序が主流になってくるのではないでしょうか。

上述の非定型抗精神病薬は日本ではまだ気分調整剤として認められてはいませんが、いずれ欧米と足並みをそろえて、保険適応となることでしょう。気分調整剤ないし非定型抗精神病薬を主剤に据えて、必要があれば抗うつ薬を追加投与する、というのが、今後は気分障害の薬物療法のスタンダードになってくるものと思われます。

しかし、現代の気分障害はやはり基本的に薬物療法への反応がそれほど良くありません。メランコリー親和型うつ病や、執着性格型躁うつ病であれば、基本的には投薬をして待っていれば時間が解決してくれたのです。精神療法的には、あまり深く突っ込んで関わる必要はありませんでした。それと比べて、現代の気分障害を見ていると本当に隔世の感があります。薬物療法の選択肢は昔と比べるとはるかに増えたのにもかかわらず、皮肉なことに、薬物療法は昔ほどの効果は発揮しえないのです。薬物療法は現在でも大事です。治療にとって不可欠のツールです。しかし、薬さえ使いこなせれば簡単に治せるなどということはありません。適切な薬物療法がなされてあって、さらに緻密な精神療法がそこに組み合わされることによってこそ、現代の気分障害の治療への活路が切り開かれていくのです。

●●● 気分障害の治療その2：精神療法、人間学的治療の巻 ●●●

双極Ⅱ型障害の淀君子さん（前章）のような症例は若年女性に急増しています。彼女たちの特性は、周囲と過剰に共振してしまうことにあります。これを「病的な同調性」と呼んでおきましょう。彼女たちは、フロイトの「喪とメランコリー」の個所でも触れたように、対象との分離が不十分なのです。彼女たちにとって、真の意味での対象はまだ出現していないと言ってもよいでしょう。健常な人間にとっては「自我 対 対象（自分 対 相手）」という構造になっているのに、彼女たちにとっては「自我

＝対象（自分＝相手）」になってしまっています。相手が喜ぶと自分も嬉しくなり、相手が悲しむと自分も悲しくなり、相手が何か考えを述べるとそれは自分の考えでもあるかのように感じてしまいます。彼女たちは「自分というものがない、自分の感情なのか相手の感情なのか、自分の考えなのか相手の考えなのかわからない」という訴え方をよくします。また、「自分にには存在している意義がない。自分の生きていることの意味がわからない。自分はいなくなっても、この世の中、何も変わらない」などとも言います。どうしてそういう虚無感・空虚感に襲われるのでしょうか。それは彼女たちにとって真の対象が出現していないことと関係しています。人間の生きている意味は一体どこから来るのでしょうか？ そんな存在意義を自分自身の中にいくら探しても見つかりはしません。なぜならば、人間は必ず「○○のために役立っている」という形で、自分の存在意義を他者からしか受け取ることができないからです。自分と相手とがきちんと分離して、ある距離を持って対峙し、そして自分は相手のために何かをなし、相手は自分のために何かをなす。このような役割交換のループが回転し続けることによって、生きていくための駆動力が供給されるのです。

私は何人もの双極Ⅱ型障害の女性患者さんを治療していますが、診察の度に、「それはあなた自身が思ったことですか？ それとも彼氏が思ったことですか？ きちんと区別してみましょう」と促します。また、「日常生活の中で、何らかの感情や思考が自分のうちに湧き上がってきたときに、それが自分のものなのか、相手のものなのかを吟味するようにして下さい」と指示しています。さらに、「どんな小さなことでも、あなたの行為で誰かが喜んでくれたら、それこそがあなたの存在意義だと自分に言い聞かせて下さい。そして、それを毎日反復して下さい。最初は無味乾燥的に思えるかもしれないけれど、それを黙々と淡々と繰り返して下さい」とも指導しています。このような訓練を何回も繰り返すと、一、二年くらいで、彼女たちは驚くほどに回復します。気分変動は小さくなり、虚無感・空虚感に襲われることも少なくなります。こういう精神療法は非常に有効です。しかしおそらく実践している精神科医はまだ少数だと思います。気分変動を単にそれだけでとらえるのではなくて、その人の存在容態そのものの問題であるととらえるという治療態度。これを人間学的精神医学と称します（ちなみに、私のような「人間学派」は現代精神医学の世界では絶滅危惧種の一つであります）。管見にすぎませんが、双極Ⅱ型気分障害に対しては、スルピリドという抗うつ薬とパルプロ酸ナトリウムという気分調整剤を投与しながらこの精神療法を施すと、絶大な効果が得られます。

気分障害の治療その3：精神療法、精神分析的治療の巻

精神分析「的」と最後に「的」をつけたのは、本来の「精神分析」はもっと厳密であり、幼児期の想起にまで遡って徹底的な分析を行う治療だからです。以下の筆者の記述を読んでこれが「精神分析」なのかと思われると、それはまったくの誤解です。精神分析「的」な観点から治療に携わったというだけのことです。もっとも、次に挙げる症例は「精神科医が治療した」というよりも、「あるライフイベントを契機として発病して、また別のライフイベントを契機として自然経過として治癒した」と

いう方が正確かも知れません。

北政子さん、五〇歳、女性。国際診断基準に照らすと疑いもなく「大うつ病」ということになります。抑うつ気分、意欲低下、疲れやすさ、食欲低下、劣等感、自殺念慮、不眠などの症状が、三年以上も続いたのですから。彼女は、若い頃にある男性と大恋愛をしました。妊娠をして結婚まで考えたのですが、周囲の反対に合い、中絶してその男性とは別れます。その後、別の「尊敬できる」男性とめぐり合い、成り行きで結婚。一人息子をもうけました。彼女にとって息子はたった一つの生きがいであり、溺愛し、「息子一筋の人生」を歩むことになりました。さて、息子は大学生となり遠方に下宿をすることとなりました。その年の秋に旅行のついでに息子のところに立ち寄ったところ、彼女は息子からややつれない態度をとられたとのことでした。この「息子からつれない態度をとられたこと」を契機として、自宅に帰ってから前記の症状が出現し、精神科クリニック・病院を受診して、さまざまな薬物療法を受けますが、一向に改善せず、あるときから筆者が主治医として診療に当たることになったのです。

診察を始めて筆者が不思議に感じたことがいくつかありました。彼女が若い頃の大恋愛と中絶・別離のエピソードを人ごとのように淡々と語ったこと、夫に対する愛情は皆無であるはずなのに「大切な夫である」と述べその愛情のなさを否認しているように見受けられたことでした。人生に大打撃を与えたエピソードであるから強力な情動を伴っているはずなのに、それがまったく表出されないということは、彼女が「最愛の人の子どもを中絶して、しかも彼と別れさせられ、絶望のどん底へ突き落とされた」という強い情動に結びついた出来事を無意識に抑圧している（頭ではわかっているけれども、心では受け入れていない）証拠です。また、夫を愛していないにもかかわらず、「大切な尊敬できる人」だなどと言えるのは、彼女が夫への愛情喪失をやはり抑圧してしまっている証拠です。彼女は「最愛の男性と結婚して、その子どもを産む」という欲望を成就することができませんでした。その事実は彼女自身も認識はしています。問題は、彼女がその欲望を無意識では依然持ち続けていて、その無意識の欲望がその成就を求めて意識に浮上しようとするのだけれども、しかし、意識の側としては、そのような欲望を認めることはできないという点にあります。もしそのままの形で意識に浮上すると、それは彼女を再び絶望の底へ突き落とし、彼女の人生全体を否定し、彼女の心が破壊されてしまうという最悪の事態を招くことになるからです。彼女の「大うつ病」症状は、彼女の心が破壊されないように、無意識の欲望が姿を変えて（精神分析の用語を用いるなら「歪曲」を被って）意識に浮上してきたものなのではないか、私はそのように解釈していました。筆者は彼女にその解釈をあえて伝えましたが「私はそうは思いませんけど」という素っ気ない返事があったのみでした。やはり否認という機制が彼女の心を防衛していたのでしょう。このような精神分析的アプローチを試みる一方で、さまざまに薬物療法を試みましたが、不眠が多少改善されたくらいで、ほかはまったく何の進展もありませんでした。

　最愛の息子には恋人がいました。筆者はひたすら、この息子の動向が、治癒をもたらすのではないかと待ち続けました。時は熟しました。息子は結婚することとなり、しかもフィアンセはすでに妊娠しています。両家の間で、早速、結婚話が進められました。政子さんはフィアンセと何度か会いましたが、彼女はひどく喜びました。どうやらフィアンセは彼女の御眼鏡にかなったようでした。診察場面で彼女はフィアンセのことをしきりに称賛していました。話を傾聴すると、その褒め言葉は実は政子さん自身にすべて当てはまることでした。政子さん自身はまったく気づいていないけれど、彼女は自分と息子のフィアンセを同一視していたのです。「私はとても嬉しいんです。息子があんないい女性と結婚して、そして子どもが生まれるなんて、こんな幸せはほかにはあり得ませんわ」と喜々として語る彼女。皆さんもうおわかりのように、彼女は「若い頃に別れた最愛の男性」と「自分の息子」を、無意識のレベルでは、同一視していました。だから息子が下宿したときではなく、「つれない態度」を取られたときに、つまり心理的に母親から離れていく素振りをした息子を見たとき、若い頃の中絶・別離の想起が無意識でうごめきだしたのでした。そして、意識に浮上しようとした（かつて断念せざるをえなかった）欲望が自我によって阻止され、「大うつ病」という形に歪曲されて症状となったわけです。ところが、息子はフィアンセを見つけた。しかもそのフィアンセは政子さんとよく似ていて、妊娠もしている。「最愛の男性と結婚して、その人の子どもを産みたい」という断念された欲望は、「最愛の男性と同一化した息子と、政子さんと同一化したフィアンセが結婚して、子どもを産む」という形で成就されることになったのです。息子の結婚話が決まってから、発病以来三年以上固定していた症状は急速に軽減し、それから半年後には薬もまったく必要なくなり、政子さんは完全に治癒して筆者の元から去ることになりました。

政子さんは症状レベルでは「大うつ病」でありました。しかし、以上のような解釈にいくつかの間違いがあるにせよ、彼女は構造的には「神経症」であったと言えると筆者は思います。精神分析は必ず幼少時への想起にまで遡って探索しますので、筆者もそれを試みはしたのですが、彼女からは重要な陳述は得られませんでした。また、筆者は最終的には「待ち」の姿勢で臨まざるを得ませんでしたが、筋金入りの精神分析家ならもっと積極的に働きかけていたことでしょう。

気分障害の治療その4：精神療法、認知行動療法の巻

気分障害の治療に関しては、一定の評価を得ている治療法です。気分障害の患者さんは、物事のマイナス面しか見えなかったり、失敗したことを過大評価してしまったり、とかく将来について悲観的な予測をしてしまったりなど、その思考パターンに問題があるわけで、それを「認知の歪み」と呼びます。治療者が患者さんに働きかけて、その「歪み」を矯正していくように誘導するのが認知行動療法です。薬物療法と効果が同等であったとか、薬物療法と組み合わせると効果が相乗的になるとか、その治療効果には肯定的なものが多いのです。しかし、あえて不遜な言い方をさせてもらえるなら、そういう「認知の歪みの矯正」というのは、精神科医一般が、常日頃行っているものなのです。気分障害の患者さんに限らず、われわれは常々、精神科の患者さんに、少し視点をずらして事態を眺めるとか、一つの事態を複眼的に解釈するような指導を行っているわけですから。そういう精神療法をシ

ステマティックに行うと認知行動療法と呼ばれることになり、アバウトに行うとそうとは呼ばれない、その違いだけのように私は思います。もっとも、そういう「認知の歪みの矯正」はそうたやすいものではありません。「認知という精神機能の主体性」を患者さんの自我が完全に掌握しているのであれば、ことは容易に運ぶのですが、認知というのは患者さんの自我の主体性が発動する前にすでに行われてしまっているようなところがあります。つまり自我が発動するのに先立って無意識が認知を行っているようなところがあるので、なかなか難しいのです。「無意識の主導権」というものを考慮に入れるならば、今流行りの認知行動療法を手放しで絶賛する気にはなれません。

気分障害の治療その5：その他諸々

薬物療法への反応で自殺の危険性が迫っているときなどに用いる電気けいれん療法とか、光を当てて体内リズムの改善を図る光療法などがありますが、紙面も尽きましたので、詳しく知りたい読者の方は是非ほかの解説書をご参照下さい。

【芝　伸太郎】

第11章 パーソナリティ障害

パーソナリティ障害とは何か

パーソナリティ障害は人格障害と同義です。現在では前者の表現がスタンダードとなっていますので、本章では原則として前者を用いることとします。「パーソナリティ障害」とは何かを問う前にまず、そもそも「パーソナリティ」（あるいは「人格」）とは何かという説明から始めなければなりません。とは言っても、「パーソナリティ」という言葉は素人の方でも比較的イメージのしやすい言葉なのではないでしょうか。それは「人柄」とか「性格」とか「人となり」といったさまざまな日本語で言い換えることが可能だからです。定義を試みるなら、たとえば、パーソナリティは「日常生活のさまざまな局面において、その人の取る思考パターン、感情パターン、行動パターンの総体」とすることが可能でしょう。さて、パーソナリティの原語は英語の personality です。そしてこの言葉はやはり英語の person から派生したものです。この person は「人」「人間」「人物」などと訳されますけれども、実際に英語の本を読んでいると、これらの訳語ではしっくりとこないことがあるのです。それもそのはずで、personは古代ギリシャ語のpersona（ペルソナ）に由来していて、なんと、このペルソナとは演劇で演者が顔に付ける「仮面」を意味していました。もちろんのこと、personはこのペルソナという言葉の語感を引き継いでいるわけであって、だからこそ、人、人間、人物などと訳しても、何となく合わない場合があるわけですね。翻訳は実に難しい。特にこのような簡単な日常用語ほど難しい。personを起源とする「personality」も日本語の「人格」とは微妙にニュアンスがずれています。英語の本でpersonalityが出てきたときに、それを人格と訳しても、意味がまったく通らないときがままあります。以上のような理由から「人格障害」とすべて日本語にしてしまわないで、あえて「パーソナリティ障害」として一部をカタカナ書きにして訳さずに残しておく方がいいのです。

パーソナリティ障害とは、読んで字のごとく、まさにパーソナリティの障害なのですが、これはわかるようでわかりません。パーソナリティとは、多少ニュアンスはずれますが、日本語の「人格」「性格」「人柄」「人となり」みたいなもので、それが「障害を受ける」とはどういうことなのかピンとこないでしょう。人間の「人格」「性格」「人柄」「人となり」なんて、まさに千差万別で、まったく同じ「人格」の人間なんてこの世に二人と存在しません。非常にバリエーションに富んだパーソナリティの人たちが集まってこの世を作り上げています。非常に怒りっぽい人もいれば、とかく悲観的・厭世的な人も、自信満々な人も、猜疑心の強い人もいます。それらは言わばその人の個性みたいなものであって、「パーソナリティに障害がある」とは一体どういう事態を指しているのか、よくよく考えてみると、理解しがたいものがあります。

精神医学ではパーソナリティにそういう幅があることは認めながらも、あまりにその個性が偏り過ぎているために、本人ないし周囲がそのことで大いに悩み、本人の日常生活が大きな支障を被っている場合に、「パーソナリティ障害」との診断を下します。したがってこれは言わば「量的異常」であって、病気が「質的異常」であるのとは対照をなしています。「パーソナリティ障害」の「障害」が、病気の意味での「障害」とは違うのだという点をしっかり押さえていただきたいと思います。また、「パーソナリティ障害」と診断をつけるためには、それが青年期頃にはすでにはっきりと姿を現し、その後も持続して存在していなければならないという点も重要です。三〇代の後半になって初めて出現するパーソナリティ障害などありませんし、出現したり消失したりするパーソナリティ障害なんてないわけです。当たり前のことですよね。偏りがあろうがなかろうが、パーソナリティとはその人のある程度固定した思考・感情・行動パターンであるわけですから。

精神科医の中には「人格障害とは人格なり」(人格が平均的なものからずれているだけであって、それは彼らの障害ではなく個性にすぎない)と主張して、パーソナリティ障害(人格障害)という診断自体を認めない人たちもいますが、彼らの言うことには、前段までに述べたことを斟酌《しんしゃく》するなら、一理はあるのです。しかし他方では、日々臨床をやっていると、「パーソナリティ障害」という診断を下して医療のレールに乗せてあげた方が良い人たちが存在することもまた厳然たる事実です。このような事情があるので、パーソナリティないしパーソナリティ障害を論ずる際には、きわめて慎重でデリケートな態度で臨むことが肝要なのです。

パーソナリティ障害の種類

国際診断基準に載っているパーソナリティ障害を列挙してみましょう。ここでは米国で作られたDSM－Ⅳ－TRから抜書きしてみます。DSM－Ⅳ－TRはパーソナリティ障害をA、B、Cの三群に大別し、それぞれの群に三つ、四つ、三つのパーソナリティ障害を割り振っています。大雑把に説明すると、A群には「孤独を好む、変わり者タイプ」が、B群には「派手なことをやらかして、周囲に迷惑をかけるタイプ」が、C群には「弱々しく、不安の強いタイプ」が含まれています。

A群には、妄想性パーソナリティ障害、シゾイドパーソナリティ障害、失調型パーソナリティ障害の三つが入ります。B群には、境界性パーソナリティ障害、反社会性パーソナリティ障害、自己愛性パーソナリティ障害、演技性パーソナリティ障害の四つが入ります。そしてC群には、回避性パーソナリティ障害、強迫性パーソナリティ障害、依存性パーソナリティ障害が入ります。

いかがですか。一目見てだいたい察しのつくものから、名前を聞いただけではわけのわからないものもあるでしょう。たとえば回避性パーソナリティ障害でしたら、人生の難局を常に回避して何事も成し遂げえない人がイメージできるでしょう。また、自己愛性パーソナリティ障害でしたら、「自分第一、自分が可愛い、自分が大好き、自信満々、自分のことを誇りに思う」で、周囲との軋轢の絶えない人が思い浮かぶことでしょう。この自己愛性パーソナリティ障害の例はすでに挙げましたよね。あの徳川家康さんです（第9章）。その反対に、A群や境界性パーソナリティ障害などはピンとこないと思います。

それぞれのパーソナリティ障害にはいくつかの診断項目があって、そのうちの何個か以上を満たすと「○○パーソナリティ障害」と機械的に診断されることになります。一〇もあるパーソナリティ障害すべての診断項目を列挙してみても仕方がないので、一つだけここでは妄想性パーソナリティ障害の診断項目のみをご紹介しましょう。①十分な根拠もないのに、他人が自分を利用する、危害を加える、またはだますという疑いを持つ。②友人または仲間の誠実さを不当に疑い、それに心を奪われている。③情報が自分に不利に用いられているという根拠のないおそれのために、他人に秘密を打ち明けたがらない。④悪意のない言葉や出来事の中に、自分をけなす、または脅す意味が隠されていると読む。⑤恨みをいだき続ける、つまり、侮辱されたこと、傷つけられたこと、または軽蔑されたことを許さない。⑥自分の性格または評判に対して他人にはわからないような攻撃を感じ取り、すぐに怒って反応する、または逆襲する。⑦配偶者または性的伴侶の貞節に対して、繰り返し道理に合わない疑念を持つ。以上の七つの項目のうち、四つ以上に該当すれば、妄想性パーソナリティ障害という診断になるわけです。非常に簡単にまとめてしまえば、「何事に対しても極度に被害妄想的な解釈をする」ということになるでしょうか。

この調子でほかの九つも簡単にまとめてみましょう。シゾイドパーソナリティ障害は「孤独を好み、ほかの人に対して極端に無関心」、失調型パーソナリティ障害は「あまりに常識とかけ離れた奇異な考え方や行動をとる」、境界性パーソナリティ障害は「常に、○か×あるいは一〇〇か〇の態度で世界に臨み、刹那的に生きて、激しく動揺して不安定」、反社会性パーソナリティ障害は「非行・犯罪にばかり走り、温かい情を持たない」、自己愛性パーソナリティ障害は「自分が一番、自分が大好き、自信満々、周囲からは賞賛だけを要求したい」、演技性パーソナリティ障害は「自分に注目してほしいという自己顕示欲があまりに強く、そういう言動で周囲を振り回す」、回避性パーソナリティ障害は「困難からはいつも逃避」、強迫性パーソナリティ障害は「気にしなくていいのが頭ではわかっていることを、常に気にしてしまう」、依存性パーソナリティ障害は「他力本願、いつも人に頼ってばかり、何事も自力で切り抜けようとしない」となるでしょう。

青年期から一貫して明らかに極端なパーソナリティの偏りがあって日常生活に支障をきたしているものの、一〇のパーソナリティ障害の診断項目に照らし合わせてみると、どれもこれも満たす項目数が少し足りないという場合には「特定不能のパーソナリティ障害」（あるいは「混合性パーソナリティ障害」）という診断名が用意されています。あらゆる精神疾患ないしパーソナリティ障害に何らかの診断を付けることがDSM−Ⅳ−TRの使命なので、こういう診断も設ける必要があるという事情はよくわかりますが、さすがにこんな診断名を見ると「何でもありか」という少々呆れた気分になります。

パーソナリティ障害をめぐる誤診の一例

恥ずかしながら筆者はとんでもない誤診をしたことがあります。ここで正直に白状しておこうと思います。

伊達政宗さん二一歳は中学生の頃から、非行で有名な悪がきで地元では有名でした。恐喝、暴力、窃盗、万引きなどは日常茶飯事でした。親へ激しい暴力を振るう、止めに入った民生委員さんも殴る、警察官に補導されても悪態をつくだけで反省の念などかけらもなく、何度となく非行・犯罪を繰り返していました。ある日、父親を蹴り飛ばして大怪我をさせましたが、もはや家族や地元住民の手に負えないとのことで、警察、家族、民生委員さんに連れられて筆者の勤務する病院に連れられてきました。話を詳しく聞くと、心の病気を疑わせるような所見やエピソードは皆無でしたので、「反社会性パーソナリティ障害の疑い」と筆者は暫定診断を下しました。こういうケースは、本人自身が望まない限り、普通は強制的な治療対象とはなりません。警察官もそのあたりの事情はわかっていたようです。

筆者は「これは医療で解決すべき問題ではないので、警察で処理をしてほしい」と言いました。しかし警察官は署に連行することに難色を示します。理由は「事件が家族への暴行なので、すぐに釈放になり、本人がまた同じことを繰り返すのはわかりきっているから」というものでした。「そんな理由では強制入院の対象とはならない」と筆者も反論して、警察官との押し問答が続いたのですが、その間も伊達さんは興奮し、問診する筆者に唾を吐きかけたり、父親の顔面にいきなり強烈な回し蹴りを入れたりしました。診察室の中は彼のおかげで滅茶苦茶となり、信じられないことに警察官もいつの間にか姿をくらまし、とりあえず、応急的に強制入院とせざるをえなかったのでした。筆者は暗澹たる気持ちになっていました。こんなに激しい反社会的パーソナリティ障害が、数ヵ月間で改善するはずもないし、この先一体どうなるのだろうかと不安になったのでした。

入院させてからも、主治医や看護者に殴る、蹴る、唾を吐くなどを繰り返すので、当面は個室で拘束という処遇を取らざるをえませんでした。拘束されてからも悪態をついています。「おい、お前！俺が退院したら、お前の家族皆殺しにしたるからの！」と。さて入院の数日後にあらためて細かく父親から話を聞きますと、次のようなエピソードがあったことが判明しました。一年ほど前に伊達さんの祖父が他界したとき、伊達さんは一ヵ月ほどずっと気が塞いで別人のようであったというのです。しかも、そのように別人のように気塞ぎになってしまうことがそれまでにも何度かあって、そのときは非行や犯罪には走らなかったというのです。

「発病時期は不明であるが、もしかしたら、彼は気分障害なのではないか。犯罪・非行に走る時期は、イライラや焦燥感が前面へ出てくる躁状態の一種なのではないか」と考えた筆者は気分調整剤を主剤とする処方へ変更しました。すると徐々に変化が現れ始め、三ヵ月後には伊達さんは非常に穏やかな青年となり、約半年で退院の運びとなりました。退院後も少量の気分調整剤で安定しています。一回だけイライラが強く再入院となりましたが、それは彼が通院をさぼって薬をしばらく飲まなかったからです。最後に退院してもう一〇年以上経ちますが、アルバイトで一生懸命お金を稼ぎ、それを貯金し、たまには親に小遣いを渡し、アルバイトのない日は家業を手伝っています。仕事ぶりは真面目でミスもほとんどしないとのことです。

筆者はこの誤診を経験して以来、「パーソナリティ障害という診断を最初のうちは除外する」という方針を徹底するようになりました。「一見パーソナリティ障害であるが、本当は精神の何らかの病気ではないか」とまずは疑うわけです。そうするとその推測のとおりに何らかの病気であることが判明する場合が意外と多いのです。パーソナリティ障害という暫定診断が、診療を重ねることによって変更になるわけです。私の場合、その逆はありません。つまり、病気であると暫定診断を下したものが、後にパーソナリティ障害に変更となることはありません。

パーソナリティ障害という診断の陥穽

青年期から一貫して常識的範囲を逸脱した思考・感情・行動パターンが認められる場合はパーソナリティ障害と診断し、人生のある時期にその人間のパーソナリティとは異質な（パーソナリティでは説明できない、パーソナリティからは導出されえない）ものが出現してきた場合は病気と診断する、そして病気とパーソナリティ障害は別次元のものとして扱うというのが現行の国際診断基準のスタンスです。しかし、ことはそれほど単純ではありません。伊達さんという症例がそのことを証明しています。

発病が非常に早期であった場合、青年期にはその発病による変化があたかもパーソナリティのなせるわざであるかのように見えてしまいます。だから、青年期以降一貫しているからといって、パーソナリティの問題だと即断してはいけません。また、統合失調症でよく認められることですが、精神病発症のいわば後遺症によって人格に変化が生じることがあります。結果としてある種の奇妙なパーソナリティが固定化していても、それが病気の結果であるとするならば、狭義のパーソナリティ障害として片づけるわけにはいきません。やはりその場合も「病気」の観点からとらえるべきなのです。

境界性パーソナリティ障害は、精神病と神経症の両者の所見を有している病態があることで、一時期精神科医の間でのエポックとなり、その帰属を巡ってさまざまな研究が尽くされた結果として登場してきた概念です。「境界」とは精神病と神経症の境界という意味です。これは、パーソナリティ障害の中では最も知見の集積された障害です。「一体この病態は何だ？」と激論が戦わされていた当時は、治療者側には、境界性パーソナリティ障害患者さんを診察するときに相当な緊張感と慎重さがあったと言われています。

ところが、国際診断基準が境界性パーソナリティ障害を正式にパーソナリティ障害の下位分類として位置づけてからは、当時の緊張感や慎重さは失われてしまいました。

境界性パーソナリティ障害というパーソナリティ障害が存在することを筆者は否定しません。しかし現在、境界性パーソナリティ障害と診断されているものの多くは誤診の可能性があるのではないか、と筆者には思われるのです。

境界性パーソナリティ障害とされていた患者さんをよく診察してみると実は神経症であったという経験が筆者には少なからずあります。もう一つは昨今急増している双極Ⅱ型気分障害ですね。境界性パーソナリティ障害や双極Ⅱ型気分障害の患者さんは、自傷行為とか自殺未遂とか似たようなことをやらかします。しかし、前者の場合、主治医への評価が最高から最低へとあるいは最低から最高へ裏返ったりするのに対して、後者では、主治医への評価はほぼ一定しているというような決定的な相違点があります。前者は相手を見る際にその一部分しか視野に入らないのに対して、後者では相手の全体像が視野に入っているからです。境界性パーソナリティ障害と診断されている患者さんの中にはかなりの割合で双極Ⅱ型気分障害の患者さんがおられることは間違いないように思います。

そういう双極Ⅱ型障害患者さんを誤診して、「大うつ病」＋「境界性パーソナリティ障害」と併記診断を下してしまっては治療は決してうまくいきません。先述したように、できる限り一元的に考察すること、もっと言えば、まずは「パーソナリティの問題は括弧に入れて、病気としてすべての症状を説明できるのではないか」との前提に立つことが何より大切です。それで「どうしても一元的には説明できない、パーソナリティ障害の並存とせざるをえない」となれば、その時点で初めて併記診断とすればよいのです。病気とパーソナリティ障害を併記すれば、ことは簡単に片づきます。きれいに整理できます。しかし、病気とパーソナリティの関係はもっと複雑です。たとえば、「妄想性パーソナリティ障害」と「妄想を主とする精神病」とは本当に別次元のものなのでしょうか。これらはもしかしたら構造的には同一のものなのかもわかりません。繰り返しますが、パーソナリティ障害はたしかに存在します。しかし、その扱いにはあくまで慎重でなければならないのです。慎重でなければならないもう一つの理由は、パーソナリティ障害という診断そのものが精神科医の思考を停止させてしまいかねないからです。具体的に言うなら、「そういうパーソナリティの人なのか、そうか、それなら仕方がないね」というような感じで、中途半端なところで納得して考察が終わってしまうということです。極論かもしれませんが、精緻な臨床を行うためには、「パーソナリティ障害という診断を極力下さない」という姿勢がとても大切なのではないかと筆者は考えています。

【芝　伸太郎】

第12章 自殺

自死という生き方

社会思想家の須原一秀氏は、「新葉隠　死の積極的受容と消極的受容」と名づけた遺稿を残して、二〇〇六年四月に自殺を遂げました。その遺稿に浅羽通明氏による解説とご子息による巻末文が加えられて『自死という生き方——覚悟して逝った哲学者』として双葉社より二〇〇八年一月に刊行されました。今ではそれが新書にもなっています。

この書物を読む限りにおいては、須原氏が何らかの精神疾患を病んでいたり、パーソナリティに極端な偏りがあったとも思えません。副題のとおり、氏は「冷静な心境において、熟慮の上、覚悟をして」自殺を決行したようです。氏の自殺は、「精神疾患やパーソナリティ障害とは無縁の自殺」が存在することの証明であり、本書は自殺論や自殺防止対策に関心のある人は一度は読んでおかねばならない本だと思われます。

筆者は須原氏の自殺を肯定する気も否定する気もありません。ただ、こういう自殺があったのだと粛々と受け止めるだけです。そもそもこのように不幸にして既遂となった自殺を肯定したり否定したりあるいは諒としたりしなかったりというような権利を、第三者が持ち合わせているとは筆者には思えないからです。

「自殺が倫理的に許されるか許されないか」という古来からのアポリアは、これまでに散々議論されてきましたし、意見もバラバラです。今後も未来永劫おそらく結論が出ることはないでしょう。もちろん、これは精神医学のようなローカルな分野の問題ではありません。精神科医が議論に加わることは構いませんが、その際に「自殺問題は精神医学の土俵にあるのだ云々」などと考えるのは、身の程知らずもいいところです。念のために申し添えておきますと、筆者自身は自殺肯定論者ではありません。「人間」が本来「人と人との間」という意味を持っているのだということに思いを致すならば、人の命はその人の「所有物」ではなく、人と人とをつなぐ「関係性」としてとらえられるべきであって、そうすると自殺を簡単に肯定するわけにはいかないと筆者は考えるからです。繰り返しますが、だからと言って、筆者には須原氏の自殺を批判するつもりは毛頭ありません。そんな判決のようなことを口にするような資格が神様でもない筆者にあるはずがありません。

筆者が須原氏についてこのように長々と書いているのは二つの理由があります。一つ目は「自殺＝精神医学の問題」という昨今見受けられる単純な等式に異議を唱えたいからです。自殺にはたしかに精神疾患やパーソナリティの問題が関与している場合が多いのです。しかし、すべての自殺が精神医学の対象となるわけではありません。精神科医（とりわけ自殺を専門としている研究者）はとかく、何でもかんでも自殺の問題を精神医学の土俵に引きずり上げようとする傾向があります。職業柄、そういう習性になってしまうのはよく理解できますが、その悪しき習性は自分の弱点としてしっかりと自覚しておかねばなりません。精神医学という一学問の専門家にすぎない人間が何に対してもコメントできるかのような高慢な態度をとることは厳に慎むべきであります。二つ目は、ある著名人が自殺したときに、主治医としてその人を診察したわけでもないのに、「うつ病であったに違いない云々」と安易にコメントを垂れ流しする精神科医がときにマスメディアに登場するからです。主治医として関わったこともない一精神科医が、乏しい情報を元にして、安直な判断を下すのは臨床医の姿勢として間違っていると思います。まして、その方が自殺を遂行されたということであるなら、なおのこと、精神科医はみだりに発言すべきではありません。自殺された方やご遺族に対してあまりに失礼ではありませんか？　評論家の江藤淳氏が自殺されたときに氏は「諒とされたい」との遺言を残しておられました。こんなとき、精神科医が心の中であれこれ勝手に考えるのは一向に構いませんが、マスメディアや一般人の要求に応じて「精神科的に考えれば、〇〇病であったに違いないので私は諒としない」云々といった恥知らずなコメントを出すことは控えるべきです。こういう場合、精神科医はみだりに口を開かぬのが一番正しい。

気分障害と自殺

前置きが長くなりすぎました。そろそろ精神疾患と自殺の関係について述べたいと思います。あらためて言うまでもないことですが、わが国では一九九八年より二〇〇九年の一二年以上にわたって、年間自殺者が三万人を突破しています。一九九七年までは一年あたり二万二〇〇〇人から二万四〇〇〇人くらいで推移していたのが、一九九八年を境に一気に自殺者が増加したのです。一九九七年というのは、北海道拓殖銀行や山一證券が経営破綻して、それまでわれわれを支えてきてくれたわが国の安全神話や経済成長神話が崩壊した年でした。その後、景気の悪化や将来の不透明感に起因する不安・困惑・絶望感といったものが国民の間に浸透し、われわれは精神衛生上きわめて不健康な状況に長期間さらされることとなりました。それは現在に至るまで続いており、好転していく兆しはまったく見受けられません。

精神疾患発病は（大雑把に言えば）「生来の脆弱性」と「ストレス因」との「積」で決定されることはすでに説明しました。一九九八年以降はこの「ストレス因」が極端に増加して、「生来の脆弱性」が小さい人でも発病しやすくなっているわけですね。日々の臨床で経験していることですが、朝七時には出勤して一日中猛烈に働いて帰宅したらすでに夜の一二時を回っている、しかも土日も出勤しないと仕事を済ませられないといった（中小企業の）サラリーマンの方が少なくありません。これではさすがに体も心もこわれてしまいます。「そうはさせまい」として診断書を出して病欠するように指示すると、「精神科の診断書を提出したら、即クビになるから、診断書は結構です」という返事。「もう一体どうしたらいいのか」と主治医が頭を抱え込んでしまう始末です。

精神疾患を病み、その結果自殺をしてしまう。どの精神疾患でもありえますが、やはりその中でも自殺に直結しやすいのは圧倒的に気分障害が多いのです。どの研究結果も同じデータを出しているので、これはまず事実と考えて間違いはないでしょう。自殺者（未遂者も含む）の多くは、気分障害（うつ病）に罹っていたということであり、未治療の場合でも気分障害（うつ病）に罹っていた可能性が高いということになります。

気分障害の症状ならびに構造的な分類を紹介して、さまざまなタイプの気分障害が存在することを例示しましたが、自殺という観点に絞れば、このような細分化にはあまり意味はありません。構造がどうであろうと、症状的にどうであろうと、「自殺念慮（自殺したいという願望）から自殺決行」へと至る道筋はほとんど同じであるからです。

過労、将来の不透明感が、抑うつ気分・不安・堂々巡りのマイナス思考などのうつ病成分の症状を惹起します。「気分が重苦しくて、不安が強くて、何を考えても悪い方向にしかいかない」となれば人は希望を失い生の意味を喪失し、ひどくなれば「自殺念慮」を抱くに至ります。ポイントは、ここではまだ念慮のレベルにとどまっているということです。「自殺念慮」と「自殺決行」には連続性があります。前者の延長線上に後者があります。ところが、その道には大きな断裂・崩落があって、「自殺念慮」から「自殺決行」へ歩いて到達することはできないのです。考えてもみて下さい。「自らの命を絶つ」には大変な思いきり・決断力が必要ですよね。でも、その思いきり・決断力は実は「うつ成分」からは生まれないのです。「うつ」の本質を示すあの一〇個の漢字を思い出して下さい。その一〇個から思いきり・決断力は派生してきますか？　無理でしょう。そう、その思いきり・決断力は「躁」の本質に属するものなのです。「うつ成分」は、断裂・崩落の手前までは患者さんを連れていきます。しかし、そこをエイヤと飛び越させることは「うつ成分」の力では無理なのであって、そこに「躁成分」が力を貸すのです。最後に患者さんを跳躍させて、崩落の向こう側（自殺決行）へ至らせるのは「躁成分」なのです。「うつ」という主犯がいて患者さんを自殺へと導きますが、そこで「躁」という共犯者の手を借りて、自殺の決行が最終的になされるのです。

「自殺」というと、すぐに「うつ」が連想され、「躁」についてはほとんどの人が思いつきません。しかしこの「躁」という共犯者こそが自殺にあたっては決定的な役割を果たすことを十分に理解しておくべきです。よく「抗うつ薬単独投与でかえって自殺リスクが高まる」というようなデータを目にしますが、それは、抗うつ薬の性質を考えると納得がいきます。抗うつ薬は基本的に「上げる、煽る」薬ですから、それが単独で使用された場合、「躁」の力を強めるという事態を招きかねないからです。自殺防止という観点からは、「躁」と「うつ」の両方を抑える気分調整剤が是非とも必要になってきます。今はまだ、自殺念慮のある患者さんに対して、不適切にも、抗うつ薬単独で治療されている症例が多いような印象を受けます。気分調整剤の上手な使用は、気分障害の自殺防止にとって大きく寄与すること間違いなしです。

統合失調症と自殺

統合失調症の場合には、気分障害と比べて、自殺の問題はもっと複雑でわかりにくいものがあります。統合失調症の患者さんでも、幻覚や妄想とは別に、気分障害のような躁うつの気分変動を伴う場合がありますが、そのような病的気分が原因となって自殺へ至るのは基本的に気分障害患者さんの自殺と同列に論じて構わないと思われます。統合失調症患者さんが孤独に悩み、自己を卑下し、将来を悲観して、抑うつ状態となって自殺を決行する。精神科医なら誰でも経験していることでしょうが、本当にいたたまれないものがあります。

さて、ここでは統合失調症特有の自殺について述べてみます。小早川秀秋さん、男性二五歳は幻聴や妄想で何度か入院歴があります。適切な治療を行うと、病的な体験は消失して、自宅に帰ります。仕事をこなすところまではいきませんが、共同作業所にさぼらず通い、家の用事はきちんと手伝います。普段の彼の家庭適応は非常に良いのです。彼はお笑い番組が大好きで、必ず毎日一、二時間はお笑いやバラエティ番組を見ます。「声を出して笑う秀秋の姿を見るとホッとする」と、家族の方はおっしゃっていました。さてある日のこと、彼は昼過ぎにお笑い番組を見て笑っていました。ところが、コマーシャルになった瞬間に、突然彼の頭の中に「死」という言葉が思い浮かんだらしいのです。その次の瞬間、その「死」という言葉に引きずられるように、彼は自宅の二階から飛び降りたのでした。幸い、脚の骨折だけで済み、命に別状はありませんでした。骨折の手術後に筆者の勤務する病院に入院となりました。小早川さんに何度も尋ねたのですが、彼が言うには「自分には死ぬ気なんて更々なかった。あのときはテレビでやっていた漫才が面白くて、爆笑した後だったんです。それが突然『死』という言葉が頭に浮かんできて、次の瞬間には窓から飛び降りていたんです。どうしてあんなことをしたのか、自分でもまったく説明できない」とのことでした。この突然ある言葉なり考えが、勝手に自我違和的に頭にわいてくるのは「自生思考」という症状です。ある人は（命令してくる）幻聴という形をとり、ある人では自生思考という形をとったり、その出方は患者さんによってさまざまですが、いずれにせよ、言葉ないし思考が、完全に主導権を握って、当の本人を出し抜いて、当の本人にも理解しがたい行動を取らせるわけです。こういう事態は非統合失調症者では起こりません。このようなタイプの自殺は予防対策を講じることが実に困難です。気分障害の患者さんでは、例外もありますが、うつ、軽躁、躁の波が比較的明瞭に出現する人であるなら、それを主治医が外来診療の場できちんと把握しておくと、自殺のリスクが高まったことにすぐ気づくので、そこで直ちに入院治療に切り替えるなどして、ある程度の有効な予防手段を取ることができます。もちろん、気分障害の患者さんでも突発的に自殺に走るという場合があるので、完全にというわけにはいかないのですが、「ある程度リスクが予測できる」ことは事実です。ところが、先ほどの自生思考による自殺の場合などは、何の前兆もなく、本人もわからないままに自殺に走ってしまう（自殺に走らされてしまう、という言葉の方が正確でしょうね）わけで、リスクの予測は実際には不可能に近いのです。よく、「どんな自殺でも前もって必ず何らかのサインが出ているものだ」という主張を耳にしますが、現場で働いている精神科医に言わせれば、それは違います。自殺が決行されて後に、過去を振り返ってみると「あれもサインだったのかな？ これもサインだったのかな」と後づけ解釈はいくらでもできますが、それらはすべて後知恵にすぎません。自殺という事故がなければ、また別様な解釈がいくらでも可能であるわけです。もちろん、後で検証して「自殺のサインの可能性が高い言動」であったことが判明する場合もあります。そういうケースではわれわれはその症例で学んだことをしっかりと頭に刻み込み、今後の自殺予防に生かすべく努力をしています。

パーソナリティ障害と自殺

パーソナリティあるいはパーソナリティ障害の扱いには極力慎重でなければならないと第11章「パーソナリティ障害」で述べました。そもそもパーソナリティに「障害」などというものを認めるべきではないという意見があることも紹介しました。気分障害や統合失調症のような「病」の場合は、悲観的思考が極に達したときに躁成分が自殺するよう背中を押したり、本人を出し抜く言葉・考えが本人を瞬く間に死の底へ引きずりこもうとしたりするわけで、不幸中の幸いで自殺が未遂に終わり、精神状態が正常に復すると、彼らは「死なずに済んで良かった」と言うわけですね。パーソナリティ障害でも、何らかのライフイベントをきっかけとして精神病的な状態を呈し自殺に走ってしまう場合には、同じように後で「死なななくて良かった」と言うので、これなどは気分障害や統合失調症の自殺に準じた対策を立てればよいわけです。

厄介なのは、たとえば「シゾイドパーソナリティ障害」ですね。例を挙げましょう。明智光秀さん、二八歳、男性。「生きるのが面倒である」という訴えで、ある時期から筆者が診療をすることとなりました。両親は離婚、父親と本人と父親の恋人とその連れ子で一緒に生活しているという奇妙な家族構成でした。「生きるのが面倒であるが、今積極的に死ぬというわけではない」と言います。無表情で、ほほ笑んだり、悲しそうな表情を見せることは皆無でした。自殺をほのめかしたり、自殺未遂を起こすことは筆者が担当している三年間はまったくありませんでした。要するに、演技的で周囲の人間を巻き込むような面は皆無であったということです。ときどき気分の落ちることがありますが、それでも日常生活に支障をきたすほどではまったくありません。気分が落ち込むと、浅めのリストカットをして、自分の血液をコップに垂らし、それを眺めていると落ち着くと言います。友人らしき人は一人二人いますが、つき合いは深くありません。ときどきゲームなどの共通の話題で会話をするだけで、その友人たちと別れてもまったく何の感慨もない、と言います。元来が孤独を好む人なのです。彼が言うには、「生きている意味がわからない。自分がこの世にいようがいまいが何も変わらない。生きているのは退屈でとかく面倒くさい。こんな思いは幼い頃からあった。この世への未練はない」と淡々と話します。強烈な自殺願望を持つ人は、往々にして、強烈に「生きたい」と願っている人たちで、そういう人に対してはその自殺願望の裏返しである「生への渇望」へと誘導して、自殺をさせないように予防するという手段を講じることができますが、明智氏の言う「死」というのは、そういう次元の（つまり「生」と表裏一体となった）「死」ではなく、もっと深遠な何かであろうという想像はできました。診断にも苦慮しました。彼は「生きるのが苦しい、辛い、悲しい」ではなく「何となく面倒くさい」と表現したのです。この一点からだけでも、一般的な自殺願望とは質が異なっていることは明らかでした。診察には定期的に通い、筆者はとにかく彼の言葉を傾聴し、その心の構造と自殺の予防手段について考えを巡らせました。気分障害や統合失調症の一種であるかもしれないとの思いから、それに見合った処方もしましたが、効果はありませんでした。こっちは必死に努力しているのに、明智氏はいつも淡々としたものでした。問うと、「自殺願望はある。いつ実行してもおかしくはない」と必ず答えますので、筆者は父親を呼びました。そして「自殺のおそれがあるので、場合によっては入院が必要になってくるかもしれない」と説明しました。父親の返事はこうでした。「人は誰でもいつかは死ぬ。いつ死ぬかは予測できない。交通事故で明日死ぬかもわからない。自殺もそれと同じ。自殺を明日するかもしれんが、それは交通事故と同じこと。それを病気扱いして、精神病院に入れるなんてことは絶対に許せない。息子は病気なんかではない。病気でなくても自殺する人間はいくらでもいる。それをあんたらはすぐに病人として病院に入れたがる。私は入院なんかには絶対に反対やし、認めはしない」と。取りつく島もありません。父親退室の後、本人に父親の返事を説明すると、彼は「うちの父親ならそういう言うと思っていました。予想どおり。でも、父親の言うことは正しいですよ」と言いました。筆者にはもう何をする手だてもなく半ば放心状態で診察を終えました。三年経過しても明智氏の状態・発言はまったく変化せず、彼はそのうちに診察に来なくなりました。もう五年以上たちますが、どこからも何の連絡もないのでまだ生きていることだけはたしかです。彼が来なくなる少し前に、「君は、いかなる動機であったにせよ、診療機関であるこのクリニックを自らの意志で訪れたのではなかったか。つまり、何か救いがほしかったのではないか？」と私が尋ねると彼は小さく頷きました。さらに「自殺という選択肢だけは除外してほしい。理屈抜きで、その指示には従ってほしい。君と長年つき合ってきた主治医として君にはそう言わずにはおれない」と言うと、今度は彼は頷きませんでした。ただし、かぶりを振ることもしませんでした。パーソナリティ障害の自殺問題は難しいのです。おそらく「障害」という観点だけからとらえようとしても無理だと思います。彼らは「人間は何故生きて何故死ぬのか」という哲学的大問題を、自らの生きざまをもって、われわれに突きつけているのではないでしょうか。

【芝 伸太郎】

第13章 犯罪、非行、精神障害に対処するための仕組み

私たちの社会は明るいことばかりではなく、関わりたくないことや避けて通りたいことも数多くあります。犯罪や病気もそうしたことの一つです。そこで、これらに対処するために法律や医療の仕組みが用意されてきました。また私たちは安心して暮らせるように、こうした仕組みに関わる専門家や関係機関に大きな期待を寄せています。

しかし、犯罪や病気が果たして期待どおりに解決されているのでしょうか。法律や医学の専門家に任せて適切な対処が行われていればすべてが解決する、では解決できない部分はどうすべきか、期待に応えて関係機関がさらに努力して解決する、という発想は単純すぎないでしょうか。残念ながら専門家が期待に添えない場合も当然あるはずです。臨床医であれば必ずそうした場面を経験します。周囲から寄せられるナイーブな期待に対して、苦い現実であっても適切な情報を提供して修正を求めることも専門家の役割ですが、不思議なことにこれまであまり重視されてきませんでした。

犯罪・非行と精神医療が重なる領域で、こうした難しい問題がどのように生じているのか、また何

が解決を妨げているのか、精神医学自体の限界にもふれながら臨床医療の立場から考えてみたいと思います。

多くの人たちが要望すること

犯罪や非行に加えて精神障害の問題を持っている人たち、いわゆる触法精神障害者をテーマにしていくつかの大学で話すことがあります。そうした機会にアンケートをとってみると、回答に共通点がありました。精神障害と思われる人がいた場合にどうしたら良いかという問いには、「病気であるなら、しっかり治療して治してほしい」という答えが返ってきます。また犯罪や非行については、「そうした行為をやったというのが事実ならば、法律できちんと処罰して立ち直らせてほしい」という要望がほとんどでした。

では犯罪や非行と精神障害の二つが重なる場合にどうすべきかと尋ねてみると、多くの人は、「犯罪を行ったことは事実なのだから、病気かどうかに関係なく処罰するべきだ。そうしないと被害者が納得できない」、あるいは「病気の人を罰しても意味がない。まず病気を治してから処罰を行うべきだ」という考え方でした。治療を優先するかどうかの違いはありますが、処罰を免除することには賛成できないという意見が一般的です。

しかし数は少ないのですが、「病気が原因で犯罪や非行をしているならば、いくら刑罰を与えても効果がない。また、問題を起こすだけだ。刑罰の代わりに治療するべきだ」という意見もありました。後で取り上げる医療観察法と同じ立場です。治療を優先する点では二番目の意見に似ていますが、治療を刑罰に代わる処置と考える点で大きな違いがあります。ただ、最初の意見が取り上げている被害者の存在には重いものがあります。

そもそも医学的な治療とは患者個人を対象とした科学的な介入手段ですから、被害者の存在や社会的文脈の考慮などはなじみません。ところが犯罪者を処罰することの意味は多義的です。ほかの人が罪を犯すことを思いとどまらせる効果（一般予防論）、本人に反省を迫り処罰と合わせて教育を行って再犯を防ぐ効果（特別予防論）があるとされています。一方で、犯罪に対して処罰すること自体が社会正義に必要だという応報刑論もあります。現在の刑罰は、これらの要請をすべて受け入れる形で行われているため、目的の純化が難しい制度です。これらの役割をすべて医療に置き換えて、私たちが加害者への憤りをまったく捨てきろうとしても、現実には難しいでしょう。刑罰に変えて治療を行うという医療観察法の立場が社会のコンセンサスを得るには、応報感情への対処を始めとしていくつものハードルが残されています。

犯罪司法手続き

公的な説明の例として、犯罪白書や厚生労働白書から全体の流れを示す図を引用しました。ただし、

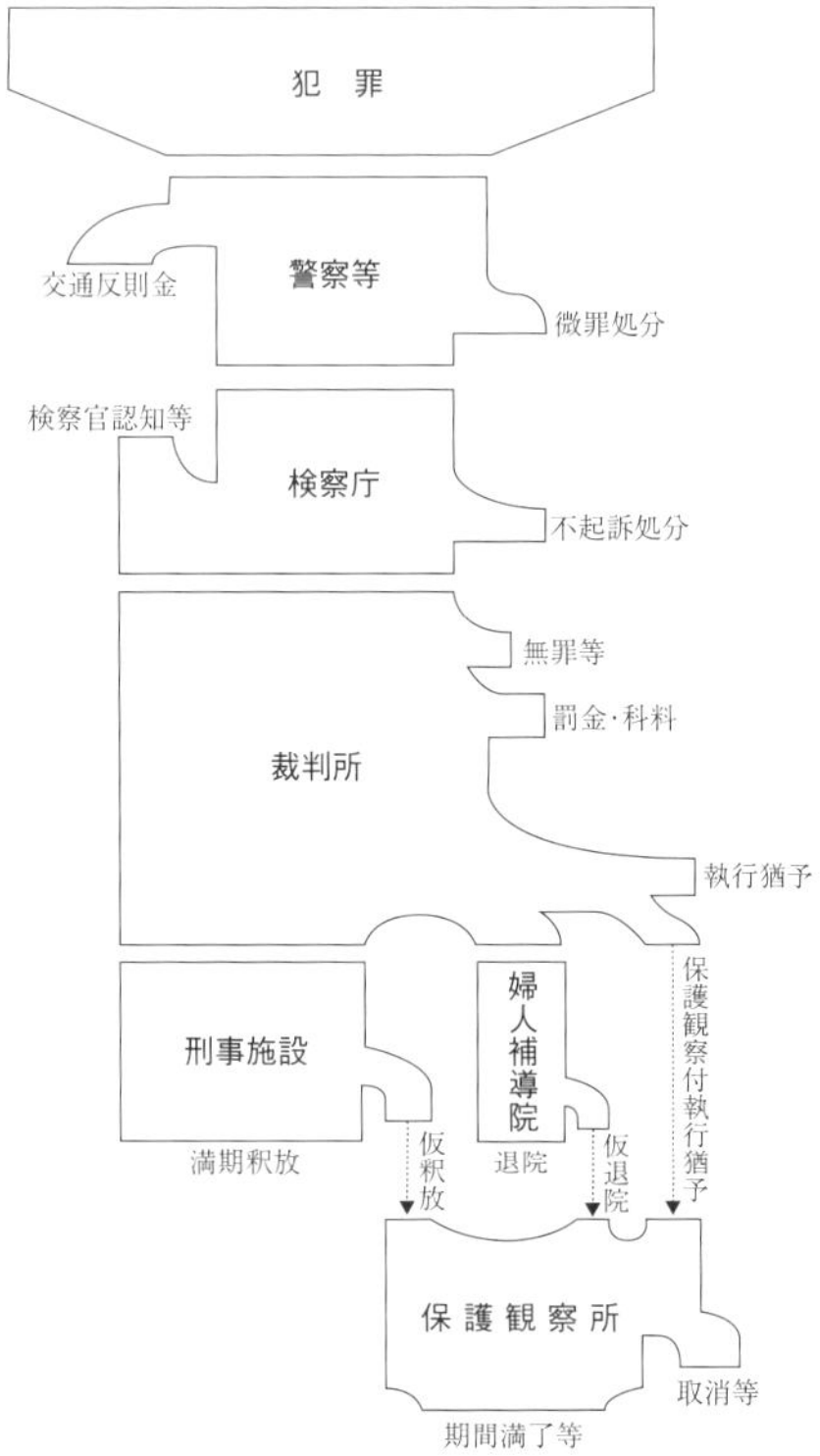

［出典：平成 21 年犯罪白書（一部改変）］

図１　刑事司法手続（成人）の流れ

元の図は正確さに重点があり複雑すぎるため簡略化してあります。

犯罪司法手続きの図1を見ると、犯罪事件は警察、検察、裁判所と進みます。裁判所で有罪と決定されると刑務所[注1]や保護観察所[注2]へ対処の場所が移り、決定された処置が済み更生すると、法律に定められた処罰の仕組みが終了します。また、ここに示された基本経路に加えて、手続きの途中には、微罪処分、不起訴処分、無罪等、執行猶予、仮釈放など分枝もあります。社会内処遇に重点を置くこれらの対処はダイバージョン[注3]と呼ばれています。

ダイバージョンの考え方は刑法で現実的な犯罪対処を行う点で重要です。犯罪が起きると、多くの人はまず犯罪者の心理や有罪か無罪かというところに関心を持ちます。しかし、有罪決定後の成り行きにまで関心を寄せる人は少数です。関係機関に任せればしっかり対処してもらえるという漠然とした安心感のゆえでしょうか。裁判所が有罪の決定を行えば、後は決定に従って刑務所に収容され、期間が終了すると罪を償って社会に戻り更生する。こうした理想的な結果が想定されがちです。では、有罪と決まれば後は自然と問題が解決するのでしょうか。病気にたとえれば、診察を受けて病名が決まれば一安心、後は医師がしっかり処置すれば治るはず、とは思えません。病名を決めることや病気の仕組みを説明されることに加えて、現実に結果を左右するのは治療手段があるかどうか、また本人や周囲の人たちが治療の負担に耐えうるかどうかといったことです。

問題の人たちと私たちが再び暮らすことになるという現実論に立てば、有罪か無罪かに劣らず、更生させる手段が用意されているのかどうか、こちらのほうが私たちにとっては重要です。現実的な見通しがなければ、応報感情にこだわらずに処罰以外の対処方法を選択すべきです。ここにダイバージョンの意味があります。そうした選択を行う上で刑務所や保護観察所について知っていることは必要です。

注1　刑務所

刑務所とは、「受刑者を収容し処遇を行う施設であり、……この矯正処遇は、作業、改善指導および教科指導の三つの柱で構成される。刑務作業は、規則正しい勤労生活を行わせることにより、その心身の健康を維持し、勤労意欲を養成し、規律ある生活態度および共同生活における自己の役割・責任を自覚させるとともに、職業的知識および技能を付与することにより、その社会復帰を促進することを目的とし、改善指導は、受刑者に犯罪の責任を自覚させ、社会生活に適応するのに必要な知識や生活態度を習得させるために必要な指導を行う。社会生活の基礎となる学力を欠くことにより改善更生や円滑な社会復帰に支障があると認められる受刑者に対しては、義務教育の教科内容に準ずる指導を行う」とされています。これらの働きかけを行う前提は、収容下で自由の制限があることです。そして拘禁を前提に介入が行われますが、その中心は刑務作業です。文字どおり、判決文の「懲役何年」にあたり、刑事処罰を考える場合の出発点です。

ただし、二〇〇二年の名古屋刑務所の事件をきっかけに明治時代の監獄法がようやく全面改正され、二〇〇六年に「刑事収容施設及び被収容者等の処遇に関する法律」が成立しました。作業と並んで教育も重視する方針が出されています。今後、その成果が認められれば、少年院のように教育目的で積極的に収容しようという意見が出てくるかもしれません。

注2　保護観察所

保護観察所とは国の責任において対象者の指導監督および補導援護を実施する機関で、保護観察官と保護司が協働して活動しています。根拠となる法律は更生保護法で、「犯罪をした者及び非行のある少年に対し、社会内において適切な処遇を行うことにより、再び犯罪をすることを防ぎ、又はその非行をなくし、……犯罪予防の活動の促進等を行い、もって、社会を保護し、個人及び公共の福祉を増進することを目的とする。」と定めています。

しかしここ数年、約六万人の保護観察対象者がいるのに対して、保護司は約四万九〇〇〇人、現場の保護観察官は七〇〇人弱程度です。保護観察は単なる相談や援助活動ではありません。「執行猶予で保護観察何年」という判決の文面に示されているように、対象者の再犯リスクが高いと判断されれば執行猶予を取り消して刑務所に収容する申請を出す監視の役割もあり、公権力を実施する立場なので民間の保護司にまかせるべきではありません。ところが国の責任として保護観察官が対象者を直接担当すると現状では機能不全に陥ります。要求されている水準の更生保護を行うには現在の二倍以上の保護観察官が必要だといわれています。

また、保護観察の理念自体にも、犯罪者を偏見や差別から保護し社会復帰の機会から排除しないようにすることと、社会の「保護」という社会防衛、つまり地域のリスク管理という矛盾する目的が併存させられ、その統一はできていません。これまでの保護観察には再犯リスクの視点が乏しいと批判されてきた所以です。

注3　ダイバージョン（diversion）

ダイバージョンとは、正式の刑事手続を回避・離脱し、ほかの方法によって事件を処理することをいいます。一般的には微罪処分や起訴猶予処分をさしますが、今回の話でいうと、刑罰を加えて単純に対処することが適当でない少年と精神障害者とは広い意味でダイバージョンの対象群と考えられます。

また通常の刑事司法手続きは有罪の認定と施設収容による処罰で完結しますが、ダイバージョンは施設内から社会内での対処まで解決の視点を広げて検討が行われます。社会復帰と関連させる処置や地域における現実的なリスク管理を重視する考え方につながる点で重要な意味を持っています。

精神医療と法

病気の場合、医師の診察を受けてその結果を説明され患者自身が納得した上で治療を受けます。そして治療がうまくいけば病気が治って元の生活に戻るというのが医学的対処の基本形です。しかし精神障害の場合には違う事情があります。自分自身で適切に判断することができない人や自発的に診察に行かない人がいるために、強制的な処置や行動の制限を考えないといけない場合があることです。

ところが、そうした判断を医師が個人の立場で自由に行うと、こちらも問題です。たとえ善意で下した決定でも治療利益を大きく上回る人権侵害が生じる可能性があります。これはパターナリズム[注4]の

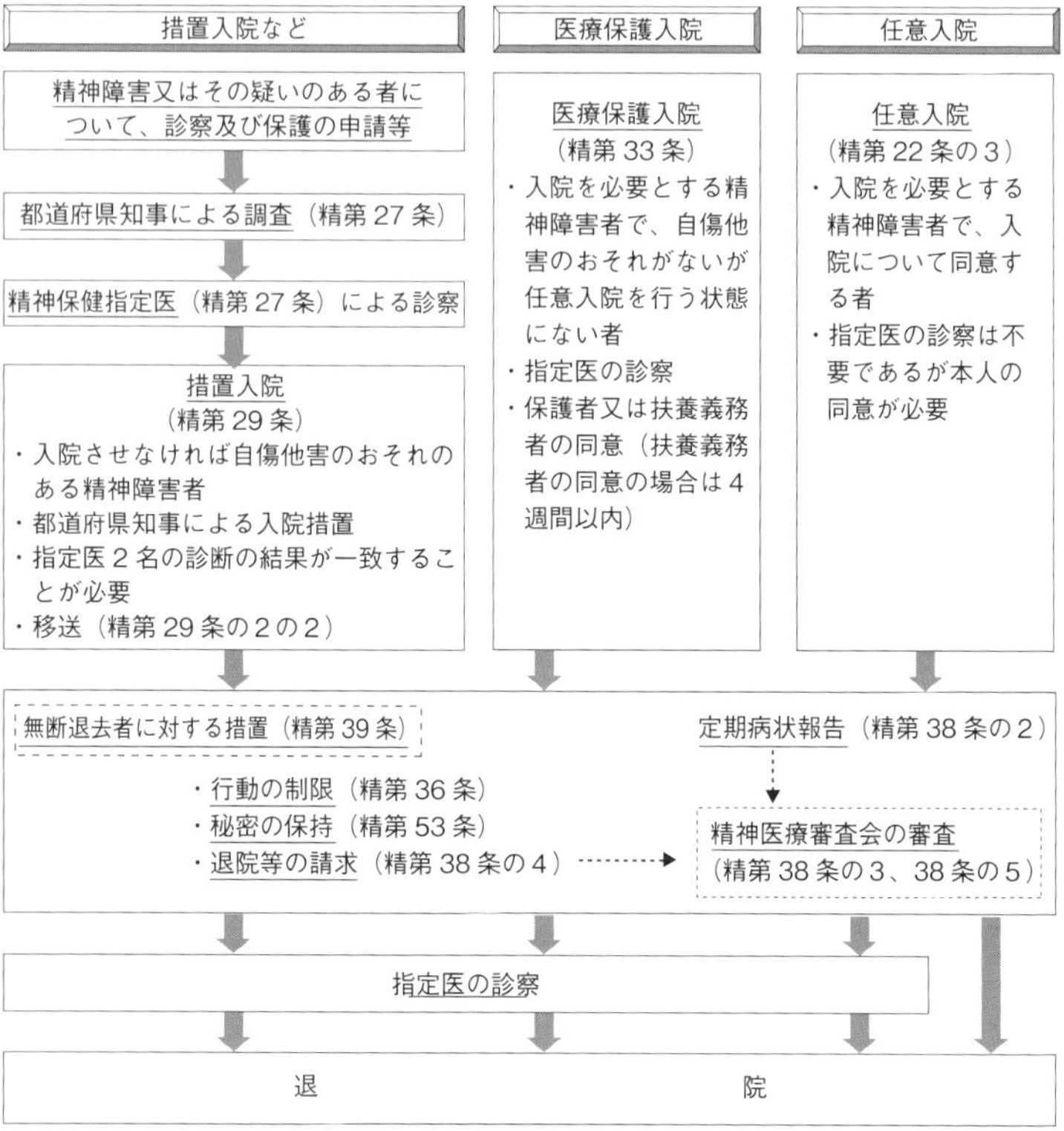
措置入院など
医療保護入院
任意入院
精神障害又はその疑いのある者について、診察及び保護の申請等
都道府県知事による調査（精第 27 条）
精神保健指定医（精第 27 条）による診察
措置入院
（精第 29 条）
・入院させなければ自傷他害のおそれのある精神障害者
・都道府県知事による入院措置
・指定医 2 名の診断の結果が一致することが必要
・移送（精第 29 条の 2 の 2）
医療保護入院
（精第 33 条）
・入院を必要とする精神障害者で、自傷他害のおそれがないが任意入院を行う状態にない者
・指定医の診察
・保護者又は扶養義務者の同意（扶養義務者の同意の場合は 4 週間以内）
任意入院
（精第 22 条の 3）
・入院を必要とする精神障害者で、入院について同意する者
・指定医の診察は不要であるが本人の同意が必要
無断退去者に対する措置（精第 39 条）
定期病状報告（精第 38 条の 2）
・行動の制限（精第 36 条）
・秘密の保持（精第 53 条）
・退院等の請求（精第 38 条の 4）
精神医療審査会の審査
（精第 38 条の 3、38 条の 5）
指定医の診察
退　院

［出典：平成 21 年厚生労働白書（一部省略）］

図2　精神保健福祉関連制度の概要

弊害といわれるもので、専門家の判断による介入利益と適正な法手続きによる対象者の権利擁護のバランスをとることは簡単ではありません。このような対立構造は、強制的な介入に関するメディカルモデル[注4]とリーガルモデル[注4]の対比として一般に取り上げられていますが、医療の場に限らず福祉や教育の領域でも悩ましい問題になっています。

精神医療の場合は精

神保健福祉法という法律の中に関連する規定が設けられています。精神保健福祉施策の図2にある措置入院や医療保護入院などです。措置入院では、精神障害やその疑いがある人を通報する規定があり、通報を受けた都道府県知事は対処する必要があると判断すると精神保健指定医という公的資格を持った精神科医に診察を行わせます。その結果、精神障害があって自分自身を傷つけるおそれや他人に危害を及ぼす差し迫った可能性が認められ、強制入院して治療しなければならないという判断を複数の指定医がした場合、行政処分として指定された精神病院に入院させることができます。一方で入院の結果そうしたおそれがなくなったという指定医の診察結果が出されると、都道府県知事は速やかに強制入院の措置を解除する規定になっています。

注4　パターナリズム（paternalism　温情主義、父権主義）とメディカルモデル（medical model）、リーガルモデル（legal model）

パターナリズムとは、強い立場の人が弱い立場の人の利益を守るために介入することを容認する考え方です。親が子どもを保護するように、未熟な当事者に代わって経験豊かな適任者の判断を採用すること推奨し、現在の医療で主流となっているインフォームド・コンセント（説明と同意）としばしば対比されます。また、少年法や福祉政策で強制的な介入の根拠とされている国親思想（パレンス・パトリエ思想、parens patriae）にも、同様の図式があります。

しかし、パターナリズムだけでは患者の自己決定権が失われてしまいます。また、患者が自由に振舞うことを我慢させてトラブルがなくなれば社会に受け入れられる、それは患者の利益だから自由を制限したほうが良いという理屈で、周囲の都合に合わせて簡単に規制することにもなります。精神病院で起きる不祥事の一部にはこうした背景があります。

もちろん、精神医療も内科や外科と同じく医学的知識と専門的技術に基づいて行われるべきです。しかし精神保健福祉法の規定などに見られるように、精神医療は、ほかの一般医療以上に法律が関わってくる領域でもあります。したがって、医学的診断や治療を優先する方針と個人の自由を尊重して的法手続きを求める方針との対比構図がより鮮明に出ます。いわゆるパレンス・パトリエ思想と警察権力思想（police power. ポリスパワー思想）という二つの異なる考え方ですが、どちらも精神障害の人が適切な能力を欠く場合に強制介入する根拠を説明するものです。パレンス・パトリエ思想では、適切な自己決定ができないから、国や社会が適切な選択を行い医療を強制的にでも提供する。したがって医療の必要性という専門家の判断で強制介入して良いとされ、メディカルモデルと呼ばれます。また、パターナリズムとも共通する立場です。

一方のポリスパワー思想では、精神障害者に危険性があるときに限って社会の安全のために強制的措置を行う。つまり、犯罪と同程度に厳格な基準を満たした場合に限って強制的措置をすべきとされ、こうしたやり方をリーガルモデルと呼んでいます。医療判断の乱用による人権侵害を防ぐ役割があります。

それぞれのやり方に純化した場合の欠点として、ポリスパワー思想では強制的治療を正当化するほどの確実な危険性を客観的に証明することは難しく、また少年法を除けば、現在の法体系は予防拘禁（将来予測される危険性を理由に処置）を認めていないため、治療介入がなかなか実行されません。迅速な医療サービスを妨げます。一方でパレンス・パトリエ思想の立場だけで介入を行った場合、現在の日本のように精神医療に十分な資源が提供されず、かつ偏奇者に対する許容度の低い社会では、十分な治療効果が見込めない場合でも、精神障害と判断されるだけで医療介入の必要性が主張され強制的な措置に結びつく可能性があります。精神科診断の乱用です。

精神鑑定と精神医学

現在の裁判制度では、犯罪と精神障害が重なった場合、精神鑑定を行って通常の手続きから外すかどうか検討します。すなわちダイバージョンに相当します。

刑事事件における精神鑑定は、刑事責任能力を評価するために行われますが、その前提は規範的責任論という法律の考え方です。すなわち、「個人は自己の行為について責任があり、その責任故に犯罪行為について非難を受けるべきである」とされています。これを言い換えると、年齢や能力、病気など自分で責任を負えない事情がある場合は、法的な非難すなわち処罰を与えないということです。そして責任の有無を裁判官と裁判員が決めますが、精神障害について専門家の評価を得るために精神鑑定が利用される仕組みになっています。提出された鑑定結果が必ずしも判決に反映されるわけではないので、精神鑑定が無罪にするというのは不正確な言い方です。

また裁判が行われる前の段階で簡易的な精神鑑定が行われ、その結果を参考にして検察官が不起訴処分にして刑事司法の対象から外す仕組みもあります。件数の点ではこちらのほうが圧倒的に多く、罪名によっては九割以上が不起訴処分でダイバージョンされています。

ところが重大事件が起きると、マスメディアでは「心の闇を解明すべきだ」という要望や精神鑑定への疑問がしばしば取り上げられます。先に挙げたアンケートでも、「理解のできない犯罪や非行が増えているが、そうした心の闇をきちんと解明してほしい」という要望がある一方で、精神鑑定について「精神科の診察で人間の心がわかるとは思えない」「鑑定する人によって結果が違うのでは精神医学は信頼できない。精神科医の思い込みが入っているのではないか」といった厳しい指摘がありました。

やはりここでも、応報感情や被害者への配慮が強く影響しているようです。また、それに加えて精神鑑定の仕組みによって危険な人が無罪になって何の処置もされないという誤解もあるようですが、精神鑑定や犯罪に対する精神科医の説明が一般の人から十分な信頼を得ていないことは事実です。裁判員裁判においても、裁判員が精神科医の判断や説明に必ずしも理解を示さないため、精神鑑定の結果をどのように責任能力の判定に反映させるか、職業裁判官の場合以上に悩ましい課題になっています。

精神鑑定の手続き

法律に規定された精神鑑定の手続きはきわめて簡単です。図1では、検察段階の不起訴のところと裁判における無罪等のところに精神鑑定の手続きが関係しています。

現在の刑法には刑事責任能力の規定として第三九条と第四一条の二つがあります。

【刑法】

第三九条　心神喪失者の行為は罰しない。
２　心神耗弱者の行為は、その刑を減軽する。
第四一条　一四歳に満たない者の行為は罰しない。

第四一条は具体的な年齢で振り分ける規定です。ところが第三九条の心神喪失や心神耗弱については、刑法のどこにも説明がありません。そこで約八〇年前の大審院判決が使われてきました。大審院とは戦前の最高裁判所に相当しますが、心神喪失と心神耗弱、すなわち責任無能力で刑を免除する場合と限定責任能力で減刑する場合について次のように述べられています。

大審院判決（一九三一年）
「心神喪失者及心神耗弱者とは、いずれも精神の障害の態様に属する者をいい、両者の差異は、その障害程度の強弱に在り。しかして前者は、精神の障害により事物の理非善悪を弁識するの能力なく、又は此の弁識に従て行動する能力なき状態を指称し、後者は精神の障害いまだ上述のごとき能力を欠如する程度に達せざるも、その能力著しく減退せる状態を指称するものなりとす」

この判例において責任能力を判断する基準として、精神の障害という「生物学的要素」と弁識能力および統御能力という「心理学的要素」の二つが初めて明示されました。このように二つの要素を総合して責任能力を決めるやり方を混合的方法と呼んでいますが、この方法に従って精神科医の立場から精神鑑定を行おうとすると、悩ましいハードルが存在します。

生物学的要素については、障害の有無と程度、あるいはその性質といった形で臨床医学の対象にできますが、心理学的要素はできません。心理と名づけられていますが、科学としての精神医学からは遠いものです。善悪の判断基準や理性による自己統制は、社会規範や倫理学の主題というほうが適切で、何らかの人間観に基づく価値判断が避けられません。抽象概念に止めておくだけであれば、精神医学の論評として扱うことも可能でしょうが、具体的な人間の行為を対象に、たとえば理性の程度を科学的な計測をすることはきわめて困難です。また数値を出したとしても、すべての人に納得されるとは思えません。ある精神科医が「自分の行動が良いか悪いかいちいち判断し（切迫した犯行状況においても）、その判断に従って行動する人間などいない」と述べていますが、説得力はこちらのほうがあります。心理学的要素の実態は、人間に何を期待すべきかという社会的コンセンサスに深く依存すると考えたほうがよいでしょう。

いわゆる心理学的な事柄は司法領域における精神医療にとって陥穽になる可能性を常に秘めています。ところがこの社会的概念に相当する心理学的要素も精神医学の科学的評価の中に取り込んだ上で、客観的な判定を求めるという無理な要望が根強くあり、精神科医のほうもそうした司法の要望を断りきれないという奇妙な状況が続いています。

精神医療の純化と保安処分制度

精神鑑定の結果を受けて、裁判官が心神喪失や心神耗弱を認めた場合や検察官が裁判の前に不起訴にした場合、その人はどうなるのでしょうか。

医療観察法が実施されるまで、そうした触法精神障害者といわれる人たちに対し、再犯を防ぐための処置あるいは被害者や社会一般の応報感情を手当てする刑事政策上の介入は困難でした。その綻びをふさぐため便宜的に使われてきたのが、精神病院への入院措置です。刑事司法制度の不備を医療制度で対処するという無理なことが何十年にもわたって続けられ、病院内で事件が起き、社会内での再犯防止の整備も滞っていました。

しかし、社会が近代的な形に整備され、精神医療と刑罰が純化されるに従って、どちらにもなじまない人たちへの対処がどうしても必要になってきます。いわゆる保安処分や治療処分の制度です。刑事政策の立場からいうと、純粋な処罰だけでは効果が期待できない人に刑罰以外の対処を行うダイバージョン制度であり、精神医療の立場からすると、治療者にとって危険な人や社会防衛の対象者を通常の医療制度から切り離す仕組みです。

現在は一部の人が医療観察法で対処されるようになりました。しかしまだ多くの触法精神障害者は、これまでと同じく精神保健福祉法が受け入れ、刑事政策と精神医療が純化するには多くの課題がなお残る状況です。

医療観察法の手続き

二〇〇五年から施行されている医療観察法の正式な名称は「心神喪失等の状態で重大な他害行為を行った者の医療及び観察等に関する法律」といい、目的は「第一条　この法律は、心神喪失等の状態で重大な他害行為を行った者に対し、その適切な処遇を決定するための手続等を定めることにより、継続的かつ適切な医療並びにその確保のために必要な観察及び指導を行うことによって、その病状の改善及びこれに伴う同様の行為の再発の防止を図り、もってその社会復帰を促進することを目的とする。」という込み入った言い回しがされています。この法律の複雑な性質が窺えると思います。すなわち、社会防衛のための刑事政策と患者個人を尊重する精神医療の適切な役割分担について、私たちの間にまだ十分な合意ができていないことの反映です。

手続きの流れは図3に示しておきました。対象となるのは、心神喪失または心神耗弱の状態で重大な他害行為（殺人、放火、強盗、強姦、強制わいせつ、傷害）を行った人のうちで、不起訴処分、無罪あるいは執行猶予などで刑務所に収容されなかった場合です。

そうした人に適切な医療を受けさせて社会復帰に結びつけるため、検察官が地方裁判所に申し立てを行います。裁判所は治療対象とするかどうか審判を開いて判断を行い、また退院や通院についても裁判所が決定を行います。決定された治療は厚生労働大臣が指定した入院医療機関と通院医療機関で実施され、この法律が要求する治療に対処するため、スタッフや設備は通常の病院よりも充実した基

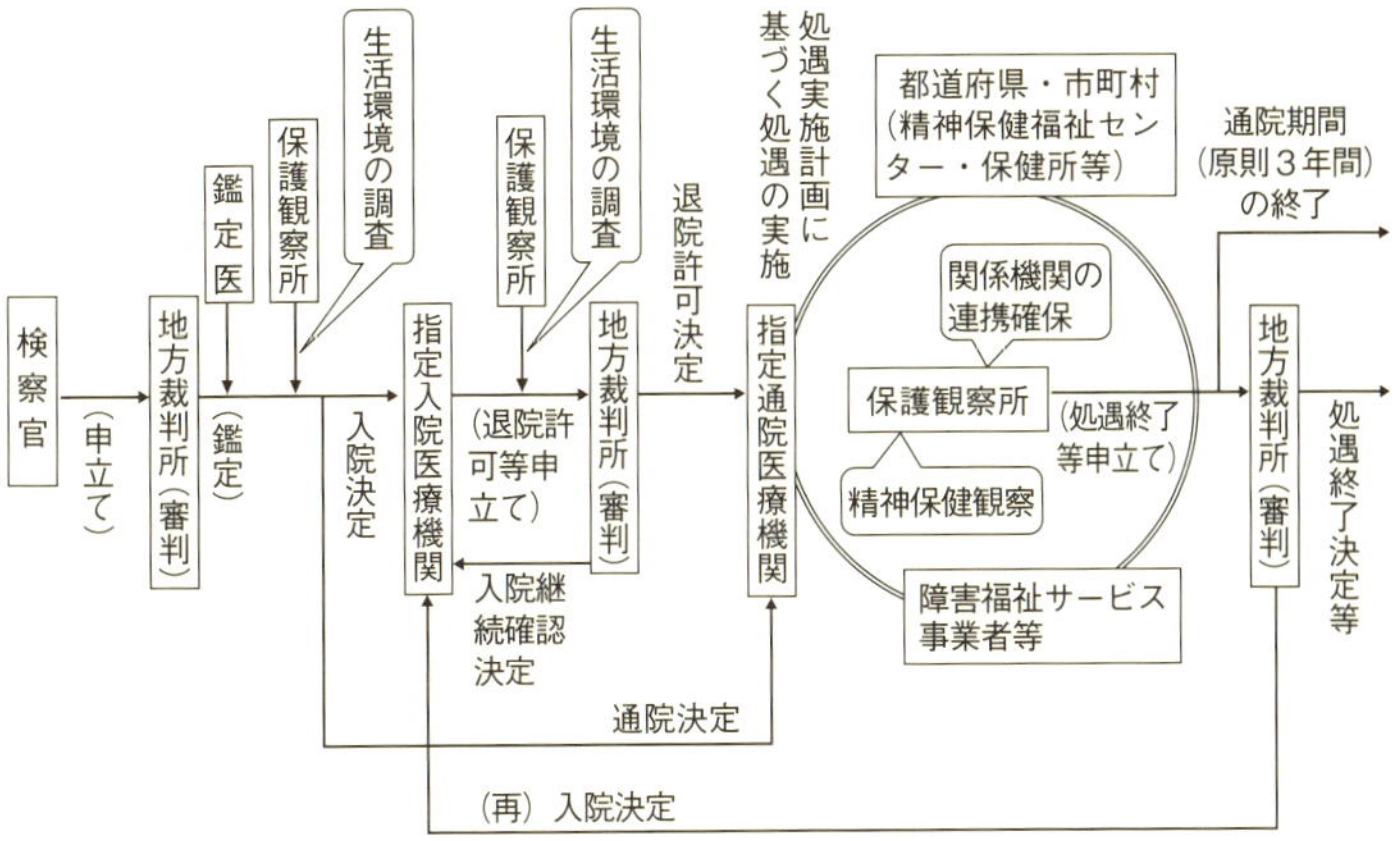

［出典：平成20年犯罪白書］

図３　心神喪失者等医療観察法による手続きの流れ

準で運営されています。さらに法務省の保護観察所に所属する社会復帰調整官が入院中から退院後の生活環境の調整を始め、退院後も精神保健観察という形で通院治療の継続とリスク管理に協力します。

医療観察法への批判と意義

必ず指摘される問題点は保安処分制度としての一面です。保安処分とは単純な刑罰になじまない人たちへの刑事政策ですが、積極的に運用すると曖昧な理由で長期間収容したり、精神障害の疑いという診断だけで病気ではない人まで強制的に治療することができます。世界の歴史では、政治犯を精神障害と診断した例もありました。そうした人権侵害や精神医療がなし崩し的に社会防衛の役割に引き込まれる可能性を伴う制度です。

では、それにもかかわらず医療観察法ができた意味は何でしょうか。まず、司法決定による強制的な精神医療の実施、すなわちメディカルモデルにリーガルモデルの仕組みが加えられることによって、精神保健福祉法の措置入院よりも透明性の高い形で患者利益と社会防衛との均衡が判断される形になりました。精神科医の判断だけではなく、適正な法手続きを踏むことによって決定の結果を社会全体で認知する仕組みになり、専門家任せの弊害を避ける意味があります。

次に支援とリスク管理の両方を意識した社会内処遇が制度化され、厚生労働省、法務省、地方自治体など異なる関係機関の協力体制が整備されました。すなわち、社会復帰調整官が新設され、これまで専ら医療や福祉関係者が制度別に行ってきたさまざまな支援をケア会議を通じてまとめ、治療の中断や再犯リスクを管理するための観察を行う仕組みが作られました。また、入院中から社会内処遇への移行を円滑にする調整も行われます。

さらに、これまで不十分な体制で行われてきた精神医療の中に、適切な水準の司法精神医療が初めて整備されました。不十分なスタッフや予算、設備で難しい患者の治療を行おうとしてきたことが精神医療におけるさまざまな不祥事の一因となっていましたが、国の責任で触法精神障害者の対処を行うことになり、ようやく適切な医療環境のモデルが作られました。たとえば、これまで比較的良質とされてきた公立病院と医療観察法病棟を比較すると次のようになります。一見すると医療観察法病棟はスタッフや予算が恵まれすぎているようですが、これは司法精神医療病棟の世界的な基準であり、これまでの精神医療が関係者個人の熱意と努力に依存しすぎて制度の充実が遅れていたことのほうが問題でした。また、観察法病棟の整備は手厚く行われましたが、指定通院機関の手当は依然として不十分です。

公立精神病院の例
病床：約一三〇（大部屋中心）　職員：約八二人（外来治療スタッフを含む）
一人あたりの年間入院費用：約四〇〇万円
医療観察法病棟の例
病床：三〇（すべて個室）　職員：約六〇人（入院治療のみ担当）
一人あたりの年間入院費用：約一八〇〇万円

医療観察法の課題、治療反応性

現在、医療観察法の対象になる人は触法精神障害者の一部にすぎません。その理由の一つは、人権侵害が起こらないように、対象者を厳しく制限しているからです。罪名のような法律要件による縛りだけではなく、医療要件でも制限を設けています。厚生労働省の公式ガイドラインでは、①疾病性、②治療反応性、③リスクアセスメントの三つが挙げられています。
疾病性は、病気の有無や重症度、そして病気と犯罪行為が関連するかどうかです。治療反応性は、医学的な手段、つまり治療や医学的なケアの可能性を評価します。具体的には、その人が治療関係の中で一定期間協力していけるかどうか、そして治療介入によって具体的な改善や悪化抑制が見られること、さらに改善効果が治療場面だけではなく生活全体に広がるかどうかを判定します。リスクアセスメントは、文字どおり再び犯罪行為を行うリスクの評価で、精神医学の要素だけではなく、事件への内省や衝動コントロールといった心理学的要素、共感性などの対人関係的要素、関係者や地域社会からの支援の有無といった生活環境の要素、アルコールや違法薬物の乱用、治療意欲や支援の利便性など、さまざまな側面から総合的評価を行います。

医療観察法の対象とするには、これらすべてを満たさないといけません。たとえば治療反応性を取り上げると、アルコール依存症の人が飲酒によって精神症状が生じて事件を起こした場合、必ずしもこの法律で対処されるとは限りません。なぜなら、依存症自体を確実に解消するような医学的治療手段が現在ないからです。また、収容下で、いわゆる素面になってから飲酒状態が引き起こす精神症状の治療を行っても効果がありません。アルコールが体内から抜けるとともに自然回復した人に強制治療する意味はありません。もちろん、そうした人には社会適応の悪さやパーソナリティの偏りなど何らかの問題があるでしょうが、そうした問題も、医学的に確実な治療結果が望めないため治療反応性の条件を満たしません。後に示す第15章の図3でいうと、Wの右寄り部分に当たります。

このように、この法律の医療ガイドラインは、一般病院が患者を受け入れる基準とは大きく異なっています。したがって、パーソナリティ障害、知的障害、認知症、発達障害、あるいはアルコール、覚醒剤やマリファナなどの依存性物質乱用の人など、精神医療の現場からも一般の人たちからも対処の要望が強かった人たちの相当部分は、現在の医療観察法から外されます。そうした人々は依然として精神保健福祉法あるいは刑法や少年法で対処されつづけ、今後の刑事政策と精神医療の適切な役割分担について、新たな社会的共通認識を作っていくことは、医療観察法の次の課題になっています。

【西口芳伯】

第14章 少年法

たとえ犯罪を行った人であっても患者の立場を尊重して病気の治療を行うことと、被害者や地域あるいは司法の要望に従って介入することの両立は容易ではありません。医療観察法の実施によって、これらの連立方程式を解く難しい挑戦がようやく始まりましたが、保安処分の議論に関連して、一九二六年の「刑法改正ノ綱領」から数えると八〇年近くを要しました。

ところが、少年非行の領域では保安処分の一面を備えた現行少年法が半世紀以上前から社会に受け入れられ、非行防止に大きな役割を果たしてきました。そして、その中に医療少年院送致という司法措置制度があり、医療観察法と比較することができます。この章では少年法や少年院について、次の章で医療少年院について説明します。

少年法による非行対処の概略

ここでいう少年とは、性別に関係なく二〇歳以下を指しますが、その司法手続きを図1に示しました。一四歳未満の場合は福祉目的で児童相談所が関与することや、少年法の目的が処罰ではなくて保護であることなどの理由で、流れは複雑に入り組んでいますが、すべての案件に家庭裁判所が関わります。したがって、成人の場合に検察官が行っていた不起訴処分のようなダイバージョンも家庭裁判所の重要な役割になります。

この手続きに示された主な関係機関や施設について、まず公的な紹介をもとにまとめておきます。

家庭裁判所は、「家庭に関する事件の審判（家事審判）及び調停（家事調停）、少年の保護事件の審判（少年審判）などの権限を有する裁判所である」

少年鑑別所は、「主として家庭裁判所から観護措置の決定によって送致された少年を最高八週間収容し、専門的な調査や診断を行う法務省所管の施設です。少年たちが非行に走るようになった原因や、今後どうすれば健全な少年に立ち戻れるのかを、医学、心理学、社会学、教育学などの専門的知識や技術によって明らかにします。その結果は、鑑別結果通知書として家庭裁判所に送付され、審判や少年院、保護観察所での指導・援助に活用されます」

少年院は、「家庭裁判所から保護処分として送致された少年に対し、社会不適応の原因を除去し、健全な育成を図ることを目的として矯正教育を行う法務省所管の施設です。矯正教育は、在院者を社会生活に適応させるため、生活指導、教科（義務教育で必要な教科、必要があれば

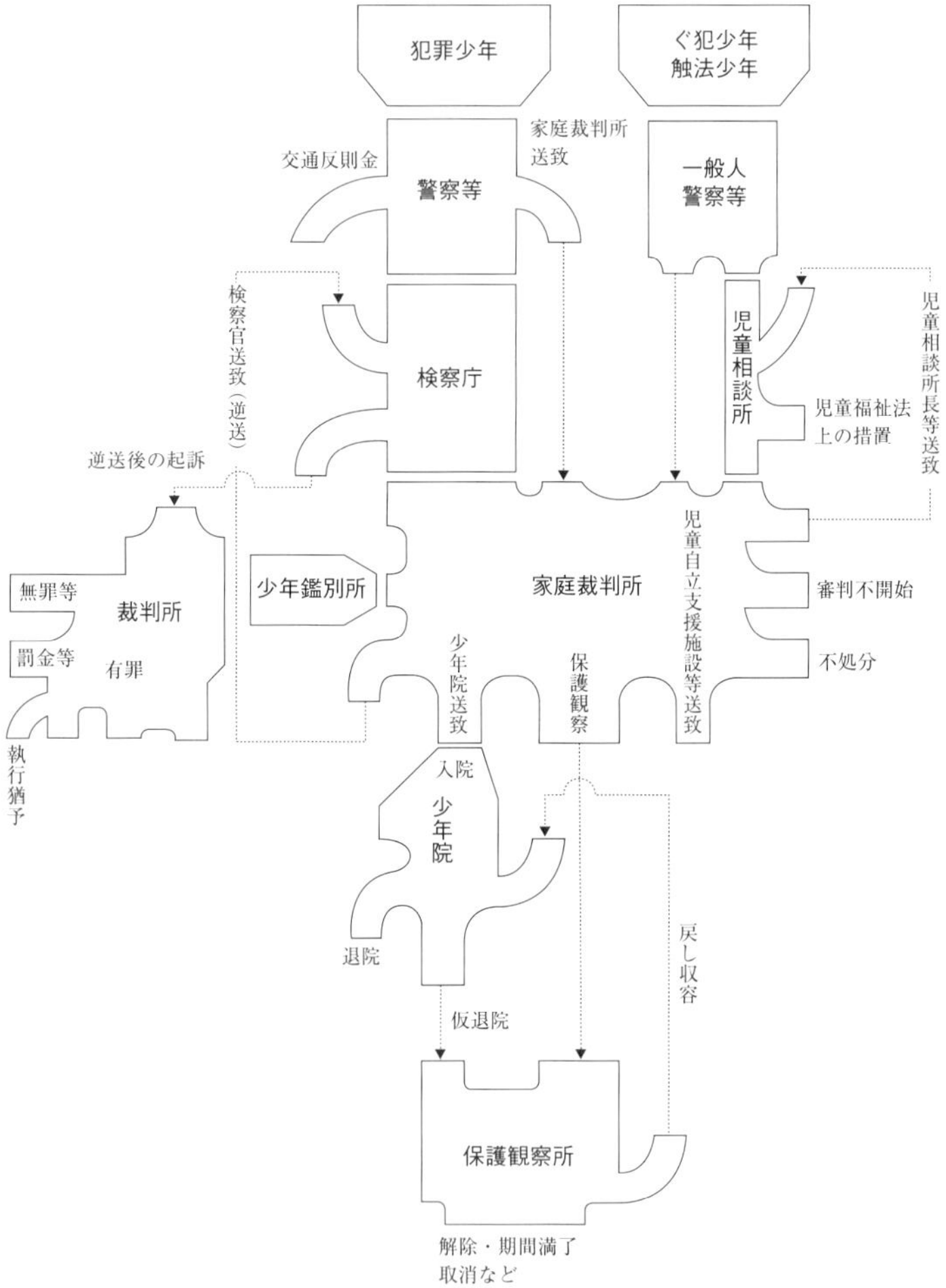

［出典：平成 21 年犯罪白書（一部改変）］

図 1　非行少年法に対する手続きの流れ

中等教育及び高等教育に準ずる教科）、職業補導、適当な訓練、医療を授ける」

保護観察所については第13章で説明しました。非行少年への社会内の対処には、保護観察所が重要な位置を占めています。しかし少年非行の領域でも体制や運営が不十分なことが問題になっています。たとえば医療少年院と関連する問題では、社会内での不十分な支援や保護者への指導不足のために、医療を目的とした収容判断に傾くことや適切な出院時期が延ばされることです。

とくに、少年院の収容解除手続きでは受け入れ先の保護観察状況が大きな判断材料にされます。社会内の支援確保や保護者への指導効果が不十分で保護観察の再非行防止体制に不安があると、地方更生保護委員会という法務省の機関はなかなか認可しません。施設内での少年の努力が報われず、保護者や保護観察の事情で退院が延ばされるわけです。

少年非行における保護の考え方

家庭裁判所では、まず調査官が少年や保護者の生活状況や事件に至るまでの経緯などを調べ、同時に指導や助言といった事例介入も行います。また観護措置といって、少年鑑別所に少年を一定期間収容して調べる場合もあります。そして裁判官は、それらの結果をもとに審判を開いて対処方法を決めます。

その結果、約九〇%は審判不開始と不処分決定という正式決定になり、少年法による処分の対象にされません。成人の無罪にあたる非行事実なしの割合は一%未満ですから、大部分の非行少年は非行があっても法的な処分を課せられません。

こうした処理の仕方は、適当な手段があれば施設収容を回避して社会内対処を優先するというダイバージョンの考え方に相当します。警察の補導による説諭効果や保護者の真剣な取り組み、あるいは問題の家族へ福祉支援などの対処が行われるようになった場合など、司法処分を決定するまでの過程で再非行防止の効果が得られれば、あえてそれ以上の介入を行いません。

では残り一〇%足らずの非行少年はどうなるのでしょうか。少年法による保護可能性がない例は、検察官のもとに事件が送り返され成人の犯罪と同じ手続きが行われます。これを検察官送致といいます。一方で保護可能性がある場合には、児童自立支援施設など福祉施設あるいは少年院送致、もしくは保護観察といった処分が決定されます。

次に、保護という少年法に特徴的な考え方についてですが、少年法を見てみると、章末に示すように、第一条には保護の目的として性格の矯正と環境の調整が述べられています。すなわち、性格という内面に踏み込む介入ですから、強制的に個人の心のあり方を変えようとする制度です。この目的が独り歩きすると合法的な人権侵害になってしまいます。少年法による介入は刑法以上に謙抑的な運用が求められるのではないでしょうか。

また、第三条の三に虞犯という概念が盛り込まれていますが、少年法が刑法とは異なった性格を持つことが表されています。ぐ犯（虞犯）少年とは、犯罪に相当する行為を行っていないけれど、放置しておくとそうした行為を行うおそれ（虞）が高い少年を指します。これは将来の予測で、触法精神障害者の対策として強い批判を浴びてきた保安処分制度と共通する構造です。また、そのような可能性を判断する根拠として第三条の三に示された基準は、いずれも判定者の価値判断に強く依存した基準です。ここでも、介入判断はやはり謙抑的であるべきでしょう。

では、控えめであるべき保護の判断はどのように決めるべきでしょうか。定説に従うと、法的介入の根拠になる要保護性の決定には、犯罪的危険性、保護可能性、保護相当性の三つの要素が必要とされています。犯罪的危険性とは、再び非行を繰り返す危険性、保護可能性とは、少年法の少年院送致や保護観察処分などの手段が非行防止に有効性があること、保護相当性とは、非行事実の軽重と処分の程度に著しい不均衡がないことです。

これらの内で、医療を理由にした司法介入をするときに最も重要なのは保護可能性の有無です。すなわち家庭裁判所の決定による治療に現実的な有効性があるのかどうか。臨床医療の立場でいえば、医療観察法における治療可能性のチェックに相当します。治療できる見込みが乏しいにもかかわらず、医療少年院に収容決定することは間違いでしょう。ところが、そうした疑問例が皆無といえないのが現状です。とくに精神障害の場合に多いように思われます。これには医療少年院の収容・解除の仕組み（第15章図1）や精神医療の医学における特殊な位置（第15章図3）が関係しますが、後にふれます。

少年院と刑務所の違い

少年法による対処はダイバージョンに重点が置かれ、保護概念に基づく判断が行われるため、刑法に比べて大きな違いがいくつもあります。しかし、多くの人には少年院と刑務所の違いが見えにくいので、今回の話に関係する点をいくつか説明しておきます。

不定期収容

少年院は非行少年を健全育成目的で強制収容し、集団生活と個人指導を組み合わせて強力な介入が行われます。そして、刑務所とは異なり不定期収容という特徴があります。改善効果が上がるまで退院は認可されず（少年院法第一二条）、効果が不十分であれば収容期間は延長されます（少年院法第一一条）。したがって収容期間は決まっていません。もちろん少年院の収容期限はあり、原則は二三歳までです。しかし医療少年院の場合は二六歳まで延長することができます。そして、その理由は「精神に著しい故障があり公共の福祉のため少年院から退院させるに不適当であると認めるとき（少年院法第一一条の五）」とされています。ここにも、少年法における保護と社会防衛の結びつきを見ることができます。

現在の少年法では一二歳未満の小学生でも収容が許されるようになりました。したがって、先にふれたぐ犯の規定と精神障害を理由にした社会防衛の措置が組み合わされると、明確な犯罪行為を行っていなくても、精神障害の疑いという医療判断があると、小学生から二六歳までの一四年間以上収容されてしまいます。これほど著しい制度欠陥を示す実例はまだありません。しかし、そうなりかねない例が医療少年院では経験されてきました。

精神面への深い介入

収容目的が考え方や行動様式の改善、つまり人格の改変ですから、精神的な侵襲は刑務所に比べて大きくなります。そうした特徴を「生活のしおり」にある収容生活の規則に見ることができます。これは少年に渡すパンフレットの一例です。その懲戒基準表という基準を見ると、暴行などの客観的に認定できる規定だけではなく、嫌がらせや不良な態度といった価値判断が相当含まれる規定や、さらには「その他の行為」といったきわめて自由裁量の大きい規定も用意されています。

少年院は手厚い処遇がされるという説明がしばしばされています。しかし「手厚い処遇」とは両刃の剣です。すなわち、形式にしばられずに態度や動機といった心の内面にまで踏み込んで二四時間常に強力な指導を受ける制度は、精神面で脆弱な人にとっては大きな脅威です。精神症状を誘発する場合もあります。したがって、治療目的という建前とは逆に、医療少年院収容という司法決定自体が原因で精神障害が生じる矛盾も経験されます。

収容による保護者の喪失

人間関係へのダメージも軽くはありません。収容措置は親子関係を切断しますが、それだけで不安定になる少年もいますし、長期収容で本当に縁が切れて社会内に帰る場所がなくなる場合もあります。さらに最近では保護責任を放棄したいために少年院に委ねようとする保護者もいます。そうしたケースに対してわざわざ積極的に収容決定して親子関係を切る手助けをすることは、少年法の目的にかなうのでしょうか。

提供される医療水準の低下

医療少年院内で総合病院と同じ医療サービスを提供することはできません。矯正施設という不利がある状況で同じ水準のサービスを提供しようとすれば、数倍の医療資源を投入する必要があります。しかし少年院にトップクラスの大学病院に匹敵する整備をすることは、社会通念として許されないでしょう。したがって、医療少年院の実質的な機能水準は、病院ではなく診療所です。もし問題の少年が収容前に病院で治療を受けているとすると、医療少年院収容によって医療レベルが診療所程度に落ちます。すなわち、司法決定によって治療を提供するという名目でありながら、現実には医療水準を落とす措置を強いるという矛盾です。医療少年院を病院と誤解している限り、こうした少年の不幸は見えてこないでしょう。

【西口芳伯】

●少年法と矯正教育に関連する法規など

【少年法】

（この法律の目的）

第一条　この法律は、少年の健全な育成を期し、非行のある少年に対して性格の矯正及び環境の調整に関する保護処分を行うとともに、少年及び少年の福祉を害する成人の刑事事件について特別の処置を講ずることを目的とする。

（審判に付すべき少年）

第三条　次に掲げる少年は、これを家庭裁判所の審判に付する。

1　罪を犯した少年

2　一四歳に満たないで刑罰法令に触れる行為をした少年

3　次に掲げる事由があって、その性格又は環境に照して、将来、罪を犯し、又は刑罰法令に触れる行為をする虞のある少年

イ　保護者の正当な監督に服しない性癖のあること。

ロ　正当の理由がなく家庭に寄り附かないこと。

ハ　犯罪性のある人若しくは不道徳な人と交際し、又はいかがわしい場所に出入すること。

ニ　自己又は他人の徳性を害する行為をする性癖のあること。

【少年院法】

（少年院）

第一条　少年院は、家庭裁判所から保護処分として送致された者及び少年法第五六条三項の規定により少年院において

刑の執行を受ける者を収容し、これに矯正教育を授ける施設とする。

（矯正教育）

第四条　少年院の矯正教育は、在院者を社会生活に適応させるため、その自覚に訴え規律ある生活のもとに、左に掲げる教科並びに職業の補導、適当な訓練及び医療を授けるものとする。

（退院または仮退院の申請）

第一一条　在院者が二〇歳に達したときは、少年院の長は、これを退院させなければならない。……

2　少年院の長は、前項の場合において、在院者の心身に著しい故障があり、又は犯罪的傾向がまだ矯正されていないため少年院から退院させるに不適当であると認めるときは、本人を送致した裁判所に対して、その収容を継続すべき旨の決定の申請をしなければならない。

3　（略）

4　裁判所は、本人が第2項の状況にあると認めるときは、期間を定めて、収容を継続すべき旨の決定をしなければならない。但し、この期間は二三歳を超えてはならない。

5　裁判所は、少年院の長の申請に基いて、二三歳に達する在院者の精神に著しい故障があり公共の福祉のため少年院から退院させるに不適当であると認めるときは、二六歳を越えない期間を定めて医療少年院に収容を継続すべき旨の決定をしなければならない。……

第一二条　少年院の長は、在院者に対して矯正の目的を達したと認めるときは、地方更生保護委員会に対し、退院の申請をしなければならない。

2　少年院の長は、在院者が処遇の最高段階に向上し、仮に退院を許すのが相当であると認めるときは、地方更生保護委員会に対し、仮退院の申請をしなければならない。

【収容少年用のオリエンテーション冊子「生活のしおり」より】

「きまりに反する行為をしたり、計画したり、そそのかしたり、手助けすると訓戒、謹慎の懲戒処分を受けます」

二〇日以下の謹慎：暴行、傷害、逃走、反抗、自傷、療養指示違反など

一五日以下：脅迫、窃盗、器物損壊、喫煙、詐病、日課拒否など

一〇日以下：不正喫食、けんか、暴言、集団の平穏を乱す行為など

七日以下：不正通信、不正交際、虚言、差別行為、嫌がらせ、生活態度不良など

「懲戒基準表をもとにして、規則違反の動機、態度、結果、処遇段階、日頃の態度などを総合的に判断して決定」

第15章 医療少年院の臨床事実

少年法において医療観察法と比較される医療少年院の役割ですが、これまで、医療と司法の両方の対処ができる総合施設とする誇張された解説や、社会内の病院で対処できない非行少年に対して司法を背にすれば強力に治療ができるという錯覚がしばしば主張されてきました。こうした説明は一部の関係者にとって好都合で一般受けもします。しかし臨床医療を行う立場からは、後でふれる少年Sの保護者に行われたリップサービスに近い話で、訂正の必要があります。実例を紹介しながら考えてみたいと思います。

司法決定による治療措置と収容解除について

少年法は司法決定が医療内容に深く関わるため、両者の食い違いが生じやすくなります。その典型が家庭裁判所による医療少年院送致決定です。従来しばしば用いられて来た説明図式、第14章の図1

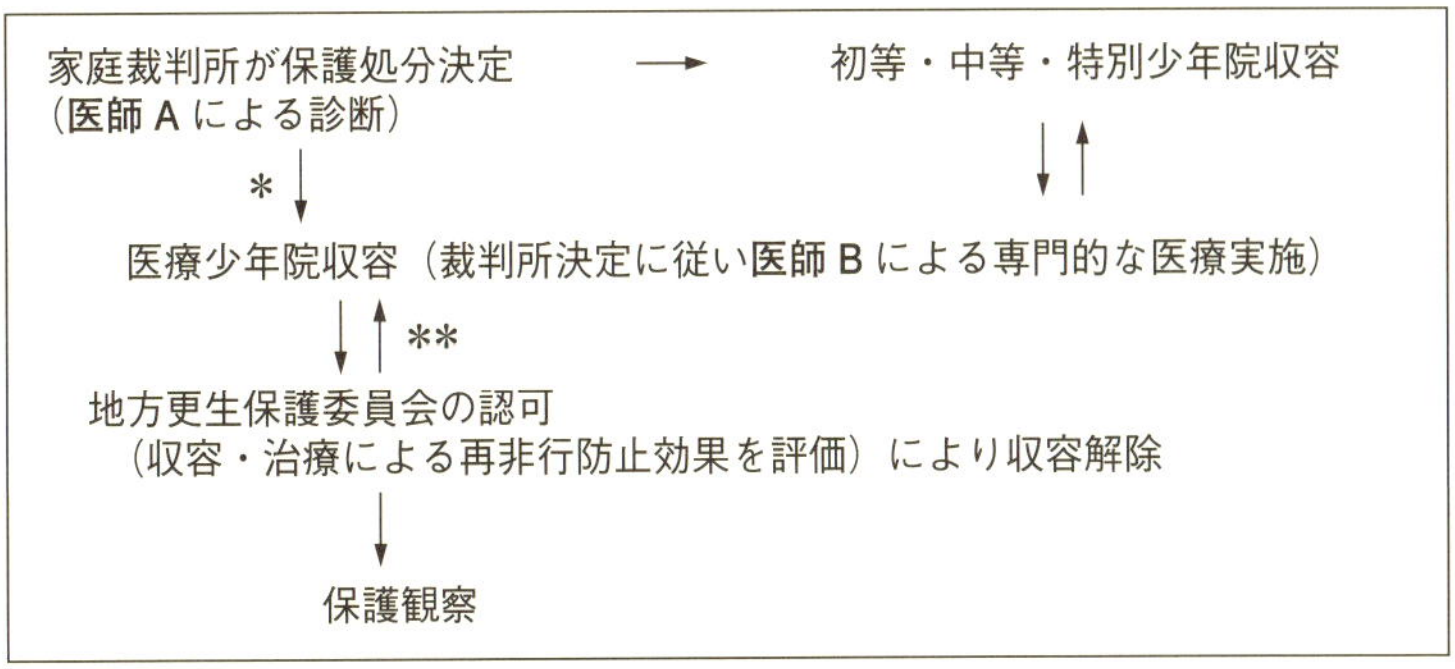

図1　医療少年院収容から解除まで

では、司法部分に重点があって収容後の過程が検証できないので、改めて「図1　医療少年院収容から解除までの流れ」を示します。

この図の要点は、収容決定*と収容解除**です。決定段階では、少年鑑別所の医師AがPSDという病名の診断を行い、それに基づいて裁判官が医療措置を理由に医療少年院収容を決定します。医療少年院の医師Bは司法決定に従ってPSDの処置を実行します。

臨床医として、この仕組みは困ります。図の矢印*で示すように、少年院収容の方向はありますが、裁判所に戻る仕組みは実質的にありません。したがって、診断の過ちがわかっても収容解除はまず無理です。また、少年鑑別所の医師Aは自ら治療を行いません。加えて、医療決定を裁判官が行う形式のため医師Aの責任はさらに希薄化されます。臨床医療の常識は、診断した医者が責任を持って治療を行うか、あるいは次の医師に依頼して誤りがあれば、元の医師に負のフィードバックがかかり診断責任が問われます。診断責任がない少年法の決定は実に奇妙です。

入口の不適切な医療決定が出口の手続き**に影響する例もありま

す。家庭裁判所で貼られた病名「ＰＳＤ」の治療結果が判断材料にされるためです。収容目的が医療措置を実施することですから、「非行の原因になった病気が治っていなければ、治療を続けるため、さらに収容を延長する」と考えるのは自然です。病名「ＰＳＤ」の問題が解消されていない場合に、少年院から出された退院申請を地方更生保護委員会が差し戻すのは適切に見えます。しかし、ここに制度の落とし穴があります。収容診断に疑問がある場合です。医療少年院の収容後にＰＳＤの診断が誤りと判明しても、裁判所決定は公文書上で生き続け、治癒結果が要求されるという構図が生じます。偽りの病名「ＰＳＤ」の治癒を証明するという奇妙なことが実現されるまで、少年は医療少年院から出されません。アスペルガー障害やパーソナリティ障害のように診断概念の甘い障害の場合にこうした構図が生じます。

疑問のある収容決定例

疑い診断による著しい長期収容例Ｐ

中学生のＰは親と仲が悪く、八つ当たりで隣家の窓ガラスを割って捕まりました。被害額は数千円にすぎませんでしたが、精神科の治療歴があり、少年鑑別所の診察で統合失調症の疑いを指摘され医療少年院収容が決定されました。

ところが収容されると余計に行動が乱れ、二〇歳になって少年法の対象から自動的に外されるまで六年間も収容が続きました。その間Pは、不安感が高まると強迫神経症の症状が強くなり、繰り返し些細なことの確認を求め続けて周囲を辟易させせました。あるいは生活の規律が乱れて強く指導されると、職員に暴行する、自分の体を傷つける、鉛筆やボタン、洗剤など手近のものを飲み込んで救急外来に連れて行かれるといったパターンが何年にもわたって繰り返されました。しかし家庭裁判所が医療上の根拠とした統合失調症の発症は、結局否定されました。また、Pにはさらに不幸な事情が重なりました。保護者はもともとPから逃げようとしていましたが、長期収容によって完全に親子の関係が断たれてしまったのです。

数千円の被害という非行事実や「疑い」診断が理由であれば、この収容期間の長さは異常です。形式的には「少年法手続きに落ち度はない」と強弁できますが、実体としては人権侵害ではないでしょうか。疑い段階のPを過剰診断して安易に治療の必要性を述べ、司法介入にお墨付きを与えたことは、Pの利益になりませんでした。社会内の医療では、庇護者的な発想で疑い領域を取り込んだ診断を下すことが許される場合もありますが、司法介入の文脈では控えるべきです。不適切なパターナリズムになってしまうことが少なくありません。

また、保護者が縁を切ろうとしている事情があったにもかかわらず、親への介入を疎かにして、代わりにPの軽微な問題だけを取り上げて少年院に長期収容しました。Pの立場から見ると、合法的に保護者を奪ったと訴えられても仕方のない結果です。

収容による精神病の重症化例S

一八歳のSは電車の線路に置き石をして少年鑑別所に収容されましたが、だれが見ても様子がおかしかったので精神科医の診察を受けました。幻覚や妄想が著しく話す内容も支離滅裂で重症の統合失調症と診断されました。ところが、放置しておけないけれど病院に頼んで迷惑がられることを避けたかったためか、少年鑑別所の精神科医は家庭裁判所に提供する書類に「早急に施設収容して治療が必要」という意見を付け加えました。すると家庭裁判所はそれに従って医療少年院収容を決めてしまいました。

しかし重い病状のSに少年院収容の本来の目的である矯正教育は行えません。医療少年院も生活自体は少年院の体制ですから、適切な居場所のないSは収容中ほとんど個室で過ごすことになります。するといくら医学的治療を行って病気の進行を遅らせていても、個室収容の拘禁状況のために社会性は少しずつ失われ精神状態が悪化しました。面会に来た保護者はそれを見て驚き、「治療するために少年院の病院に入れるので安心して下さいと言われたのに悪くなっている。収容した責任を取るべきだ。病気が治るまで引き取りを拒否する」と強く非難しました。保護者が拒否している場合に、地方更生保護委員会が退院を認可することはまずありません。そのためSの収容はさらに長引き、不適切な治療環境で病状が良くなる可能性がさらに少なくなるという悪循環に陥り、もちろん再非行を防止する教育もほとんど行えませんでした。

問題の発端は収容決定の段階にあります。この少年鑑別所の医師は、少年院収容が精神状態を悪化

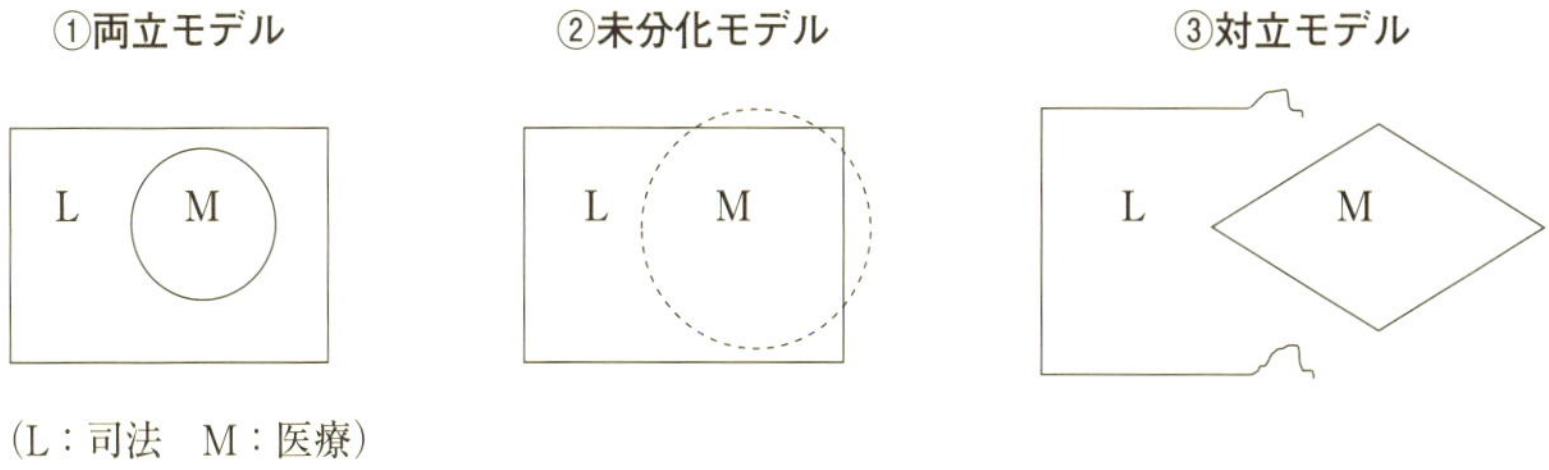

図２　司法と医療の相互関係

させる可能性を十分認識せず、治療の必要性だけを強調して司法決定に影響を及ぼしました。そのため、Ｓは社会内で適切な治療を受ける可能性が奪われてしまいました。

また、保護者との関係でも不適切なことが行われていました。収容を決定するときに保護者が納得しやすいように、医療少年院へ収容する理由を「収容先は病院なので治療で良くなる」という形で説明したため、過剰な期待を保護者に持たせてしまったようです。「少年鑑別所の医師Ａが診断はするが、それに基づく治療行為は医師Ｂに委ねる」という図２[**]に示した医療少年院決定の欠点を認識していないことに加えて、「治療すれば治りますよ」と無責任なリップサービスをした上で次の治療者に委ねること自体が、臨床家としての見識に欠ける行為でした。

カウンセリング目的で収容決定した例Ｙ

高校生のＹは父親に反抗して警察沙汰になり、家庭裁判所はぐ犯と認定しました。そしてほかに大きな不適応や精神障害が認められないにもかかわらず、「家庭内暴力をカウンセリング治療して対人交流能力を改善する必要がある」という精神科医の意見を採用して医療少年院収容が決定されました。ところが、収容後に改めて調べても精神障害や集団不適応の問題はとくに見当たらず、強制収容の根拠が崩れました。しかしいったん処分対象として認定されると審判決定の取り消しは、まず不可能です。家庭裁判所に問い合わせると、保護や指導の必要がないことを証明できますかという返事でした。一点の傷もない健全な人間、心に何の葛藤も影もない生き方があるでしょうか。Yの事件は、成人であれば警察官の説諭か微罪処分で済むものでした。ところが、精神科医の「要心理療法」の判断が加わったために少年法の強制治療の対象にされ、その認定を修正できないままにYは一年近く収容されてしまいました。

Yの場合も家族葛藤は複雑でした。問題の発端に夫婦の不和があり、Yは母親に親和し、家族内の対立が深まるにつれYの家庭内暴力が激しくなりました。孤立した父親は公的機関に援助を迫りますが、関係者は家族調整に行き詰り、案件処理の手段として少年法で介入できるYだけを処分対象にしたという事情がうかがわれます。したがって、この例も、家庭裁判所に提供された精神科医の意見に

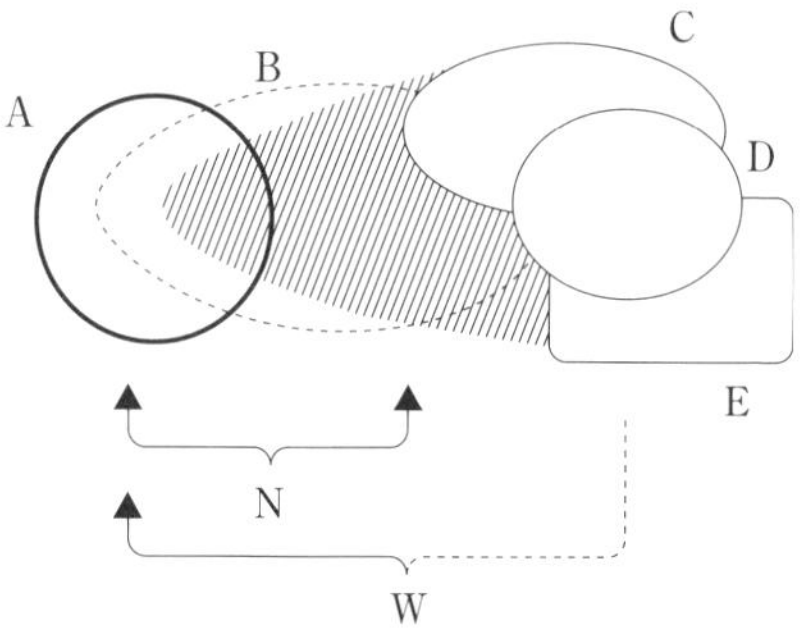

A医学 ○　B精神医療 ◌　心理学 ▨
C教育　D福祉　E刑事政策
N：狭義の精神医療
W：広義の精神医療（医療＋心理？）

図３　医学と精神医療および教育、福祉、刑事政策、心理学など

は疑問が残ります。

家族病理に対する心理療法の必要性を述べる一方で、Y個人には治療対象となる精神障害がないことを併記しないのは臨床医として疑問です。精神科医師の立場でありながら、心理療法家の発想に偏っているからです。

この問題は、図3に示すように精神医療が医学とほかの関連領域の間で奇妙な立ち位置にあることが深く関わっています。精神科の判断には、心理、福祉、教育、刑事政策など複雑な要素が混入しがちです。しかし医学の専門家として司法判断の材料を提供する場合には、疾患治療の判断を優先すべきでしょう。そして、司法介入を伴う治療判断とは必要性の指摘ではなく、有効性の判定です。治療無効例は介入対象にしないという判断は患者の利益であり、かつ臨床医の見識でもあります。

薬物依存を強制治療によって治そうとした例D

Dは違法な依存性薬物を乱用して捕まりました。思いどおりにならないことがあって焦燥感や不安を感じると、覚醒剤に逃げては盗みや無謀運転をしていたため、「薬物に頼ろうとする性格を矯正して、自分の責任で困難を解決する人間になる」という目的で少年院収容が決定されます。しかし薬物依存症の診断で精神科に通院していたため、家庭裁判所は医療少年院を指定しました。決定した際の理由は、「精神科投薬を中止して状態が悪化すると矯正教育ができない。医療少年院でまず薬物依存の治療を済ませ、教育に耐えうるようにしてから本来の少年院に移す」ということでした。

ところがDはいつまでも投薬を止められず、結局医療少年院から退院して再び地元の精神科に通院することになります、本来受けるべき再非行防止教育は実施されず、精神科治療も完結せず、長期間収容した意味はどこにあったのでしょうか。

医療少年院の現状は病院ではなく少年院です。収容それ自体が強い拘禁負荷ですが、矯正指導を行えばさらに精神的負荷が加わります。Dには不安、焦燥感、睡眠障害、あるいは幻覚妄想状態や行動暴発などが生じました。こうした状態になると、社会内では投薬で抑えるか、覚醒剤を打っていました。また、裁判所決定の理由は投薬治療を中断しないことでした。したがって、問題が生じれば投薬せざるをえませんが、もともと負荷耐性が低く何かに依存するDは社会内より多くの不安や葛藤を訴え、さらに投薬欲求はエスカレートします。また、精神科投薬には治療手段として欠点があります。「睡眠薬に頼っていると中毒になる」と俗に言われますが、治療薬自体に依存性があることは事実です。この問題は、第7章の医薬品への依存の項目でも取り上げられているように、医療がかかわることでより依存性を深めるという点で臨床医にとって悩ましい問題です。したがって、治療という名目で依存性のある薬物を容易に獲得できる司法決定をした上で、「薬に頼らず自己責任で困難に対処させる」という治療結果を出すことは困難です。Dにとっても、周囲の少年が投薬や注射をしてもらっている状況で、自分だけが投薬を我慢させられるのは耐えられません。ますます依存行動が繰り返されます。

理屈どおりにいかなかった要因は、医療と司法目的が自然に協調すると考える前提にあります。「医療少年院に収容すれば病気の治療が済むはずだ」という前提は、臨床医療を知らない机上の理論です。

ここを疑わないために間違った収容決定が生じてきます。そして裁判官に医療センスを求める以前に、臨床的な吟味の甘い精神科医が司法決定に関わっていることが重大ではないでしょうか。

図2のように治療決定が司法目的を損ねる可能性も十分にあります。ところが、医療少年院の機能を「司法と医療が車の両輪となって相乗効果を発揮する」とナイーブに考える人が少なくありません。そうした立場は、図2の「両立モデル」を暗黙の前提しているようです。しかし医療少年院は少年院であるとすると、②の「未分化モデル」や③の「対立モデル」の例が存在することも当然考えるべきです。それどころか、薬物依存や発達障害で約四〇%を占めるという最近の収容状況を考えると、医療少年院では②や③が大きな課題です。

注1 「図2　司法と医療の相互関係」について

この図式の発想は簡単です。拘禁、強制措置、再犯防止などの司法施設で医療活動を行う場合、社会内とまったく異なる構図が生じることは当然です。大まかに三つに分けてみました。

①は司法と医療の二つが両立するモデルです。それぞれが自らの目的に専念していれば効果が加算され、あるいは条件によっては相乗的に働いてより効果的にお互いの役割が果たせる関係です。典型例としては経過の単純な手術、抗生物質で治る感染症、精神障害では投薬が奏効して短期間で落ち着く場合などです。

②は両者の関係が未分化です。両方の目的が実現される程度は具体的な状況によって流動的です。司法目的をいったん控え、厳格な枠組みを緩和した上で医療手段を実施して成り行きを慎重に観察するという形になることが多く、拘禁反応、軽度の薬物依存やパーソナリティ障害の一部が相当します。

③は対立関係です。片方の目的を実行すると他方の構造に差し障りが生じます。薬物依存、精神病や摂食障害の

重症例、また入院治療を避けるべき一部のパーソナリティ障害あるいは不用意な関わりが他者への危険な行動を誘発するサイコパスの例などです。

注2「図3　医学と精神医療および教育、福祉、刑事政策、心理学など」について

太い円のAは医学、重なっている右の細長い楕円形Bは精神医療、そしてさらに右にいくつか重なる楕円や四角のC、D、Eは教育、福祉、刑事政策などです。心理学は精神医療の一部として重要な要素で医学よりも右寄りにありますが、まだ位置が確定していません。

また治療という点では、精神医療が医学の円形と重なっている左の領域、狭義の精神医療Nは投薬などに相当し、ほかの分野に伸びていく楕円の中央より右の部分は、精神療法、カウンセリングなどの社会心理療法にあたるでしょう。Nと合わせて広義の精神医療Wに相当します。Wの右端の境界はあいまいです。

この図式で示す精神医療の特徴は、医学とほかの関連領域を橋渡しする位置にあることです。したがって、医学的な部分Nはさておき、Wの右寄り部分を医学モデルとして取り扱うには無理があります。精神療法や心理学的な説明は医学モデルに収まりません。

またこうした橋渡し構造の特徴として、医学的な疾患以外の課題が取り込まれやすくなります。たとえば、医療観察法の成立過程では刑事政策と精神医療をどのような形で組み合わせるか、激しい議論になりました。また発達障害などでは、福祉的な措置を手厚くする目的で、できるだけ緩い基準で病名をつけて精神医療に取り込もうという考え方があります。医療少年院に特定の病名が多く収容されることにも関連しています。最近では、薬物依存や発達障害が約四〇%に上ります。

このように考えると、もともと医学的疾患から遠いWの右寄りの例を、医学的治療だけで治そうとすること自体が誤りです。福祉や刑事政策上の問題に薬が効かないのは当然です。こうした例については、さらに強力な治療を加える代わりに、福祉や政策手段を考えるべきです。

したがって司法領域の精神医療においては、形式的に診断名が与えられても、その医学対象としての疾患吟味、狭義の精神医療Nに属しているかどうかをチェックすることが重要です。たとえばパーソナリティ障害や発達障害

などの「治療」は、どこまでが疾患治療に当たるのか検討し、司法要請に応じて提供するサービスに医療の名目でほかのものが滑り込まされてくる可能性を認識しておくことは大切です。

望ましい医療少年院収容決定について

司法決定においては、少年にとって不利益であっても地域感情や社会防衛を考えて収容する例があると思います。しかし、その場合は本来の理由を開示するのが決定機関の役割ではないでしょうか。裁判所には断罪宣告の役割もあります。医療目的の甘いオブラートに包んで収容するのは問題の解決をかえって遠ざけます。治療効果がない例で医療に焦点を置く限り再非行防止が不十分になるからです。事例Pのように、より問題を起こしやすい人にして社会に戻してしまう場合もあります。

また、こうした場合に関係者に配慮して甘い基準で精神障害の診断もしくは疑い意見を提供し、通常の少年院に収容する基準を満たさない少年を医療ルートからこっそり少年院に引き込む口実を提供する、これは臨床医としてどうでしょう。精神医療の図3Wの右寄りの領域を乱用する誤ったパターナリズムです。目の前の少年を放っておけないといって安易に医療の必要性を持ち出すべきではありません。司法を謙抑原則から外す後押しをすることになってしまいます。リーガルモデルの外見で適法手続きのチェックを通過しながら、内実はメディカルモデルで医療判断が乱用される構図です。内科や外科と同様に、治療利益がある場合に侵襲的な介入が許される、これが精神医療の基本です。

しかし、そうは言っても医療介入には必ず不確実なことが伴います。臨床医療は科学ではありません。ましてや精神医療は図3のようにほかの診療科以上に曖昧な領域を抱え込んでいます。したがって、もう少し現実的な線は、介入によって少なくとも相手に害を与えないという無害基準になるでしょうが、いずれにしても謙抑的な原則を守るべきだと思います。心理学的な説明（図3W）を司法領域の医学判断にすべきではありません。

もちろん裁判官は医学の専門家ではないので、提供された医学判断が適切かどうか評価するのは難しいかもしれません。しかし、リーガルモデルとメディカルモデルの適切な緊張関係が維持されなければ、少年審判のような閉鎖システムは容易に変質してしまうでしょう。裁判官が適切なチェック機能を果たすために、提出された医療意見について、たとえば収容決定による心身のダメージを認識した判断か、また収容下の具体的な治療利益を見込んでいるのかなどを精神科医に尋ねることは可能です。こうしたやり取りを通じて、適切な司法決定による強制治療が私たちに認知されていくと思われます。

私たちと専門家がより良い関係を作るために

私たちは医療の専門家ではありません。しかし、専門家任せにしていることはどうでしょうか。第13章のはじめに戻りますが、「専門家に任せて適切な対処が行われていればすべてが解決する、では解決できない部分はどうすべきか、……残念ながら専門家が期待に添えない場合も当然ある」という課題に対する一つの解答は、私たちも家庭裁判所の裁判官と同様に、精神科の判断について適切な理解を行い、その役割を現実に合う大きさで評価することです。

専門家に任せきりで私たちが好ましく思う結果だけを要望し続けていては、医療や法律の仕組みは改善しません。また、無理な要望に応じることは専門家自身にとっても望ましいことではありません。精神医療には、その構造上（図３）容易に多くの要望に応じてしまう傾向があります。また精神科医自身も、難しい人を預かることや異常な人を心理学的に解説して人々の理解を得ることを重要な役割の一つと考えています。ただ、こうした役割自体は医学的治療ではありません。

私たちが内科や外科と同じく精神医療にも治療結果を求めるのであれば、一時預かりに相当する収容や心理学上の解説が必ずしも疾患の治癒を保証するものではないことを精神科医はきちんと説明した上で、改めて司法領域における精神医療の役割分担をどの程度にするのか、私たちに同意を求めるべきです。これはインフォームド・コンセントと同様のことです。そして、私たちが少年法や医療少年院の制度を使ってより良い結果を得ようとするならば、医学としての精神医療に収まらない部分には福祉や教育などほかの手段を自覚的に組み合わせる工夫を検討すべきでしょう。こうした検討は臨床的な精神医学と司法の役割を適切に協働させるという点で、たとえば医療観察法の課題を考えるためにも有用ではないでしょうか。

【西口芳伯】

■執筆者紹介■（執筆順）

新宮一成（しんぐう・かずしげ）　京都大学大学院人間・環境学研究科教授。1950 年生まれ。京都大学医学部卒業。専門は精神医学、精神病理学、精神分析学。医学博士（京都大学）。著書に『夢と構造』（弘文堂）、『無意識の病理学』（金剛出版）、『ラカンの精神分析』（講談社現代新書）、『無意識の組曲』（岩波書店）、『夢分析』（岩波新書、サントリー学芸賞受賞）など多数がある。〔第 1、2 章〕

片田珠美（かただ・たまみ）　精神科医。神戸親和女子大学教授。京都大学非常勤講師。1961 年生まれ。大阪大学医学部卒業。京都大学大学院人間・環境学研究科博士課程修了。専門は精神医学、精神分析。人間・環境学博士（京都大学）。パリ第八大学で精神分析を学ぶ。著書に『17歳のこころ』（ＮＨＫブックス）、『こんな子どもが親を殺す』（文春新書）、『無差別殺人の精神分析』（新潮選書）など。〔第 3 ～ 7 章〕

芝伸太郎（しば・しんたろう）　特定医療法人福知会、もみじケ丘病院副院長兼クリニックもみじ所長。1963 年生まれ。京都大学医学部卒業。精神科医。専門は精神病理学。著書に『日本人という鬱病』（人文書院）、『うつを生きる』（筑摩新書）など、訳書に『フロイト全集第二巻、ヒステリー研究』（岩波書店）など。〔第 8 ～ 12 章〕

西口芳伯（にしぐち・よしのり）　京都医療少年院医務課長、京都大学・龍谷大学非常勤講師。1954 年生まれ。京都大学医学部卒業。京都大学保険診療所助手を経て現職。専門は青年期精神医学、非行臨床医療。著書に『精神障害とこれからの社会』（共著、ミネルヴァ書房）、『新世紀の精神科治療 第 5 巻：現代医療文化のなかの人格障害』（共著、中山書店）など。〔第 13 ～ 15 章〕

こころの病理学　〈京大人気講義シリーズ〉

平成22年５月15日　発　　行
平成26年12月15日　第２刷発行

著作者　新宮一成・片田珠美
　　　　芝 伸太郎・西口芳伯

発行者　池　田　和　博

発行所　丸善出版株式会社
〒101-0051　東京都千代田区神田神保町二丁目17番
編集：電話（03）3512-3264／FAX（03）3512-3272
営業：電話（03）3512-3256／FAX（03）3512-3270
http://pub.maruzen.co.jp/

組版印刷・株式会社 日本制作センター／製本・株式会社 松岳社

ISBN 978-4-621-08242-3 C1347　Printed in Japan